说　　明

　　1.2022 年 12 月 26 日国家卫生健康委员会公告，将新型冠状病毒肺炎更名为新型冠状病毒感染。

　　2.经国务院批准，自 2023 年 1 月 8 日起，解除对新型冠状病毒感染采取的《中华人民共和国传染病防治法》规定的甲类传染病预防、控制措施，恢复按乙类传染病进行管理。

　　3.依据传染病防治法，对新冠病毒感染者不再实行隔离措施，不再判定密切接触者；不再划定高低风险区；对新冠病毒感染者实施分级分类收治并适时调整医疗保障政策；检测策略调整为"愿检尽检"；调整疫情信息发布频次和内容。

　　4.依据《中华人民共和国国境卫生检疫法》，有关新冠病毒方面，不再对入境人员和货物等采取检疫传染病管理措施。

编者

2022 年 12 月 28 日

冬春季节常见传染病防治

DONGCHUN JIJIE
CHANGJIAN CHUANRANBING
FANGZHI

主　编　张锦海　郭建斌　曹勇平

编　委　(按姓氏笔画排序)

王　江　王太武　叶福强　张兴虎

陈乐如　罗正汉　胡　丹　贾德胜

郭雨晨　黄干岭　韩一芳　鲁俊晶

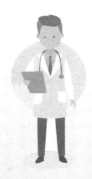

苏州大学出版社
Soochow University Press

图书在版编目(CIP)数据

冬春季节常见传染病防治／张锦海,郭建斌,曹勇平主编. —苏州:苏州大学出版社,2022.12
ISBN 978-7-5672-4132-9

Ⅰ.①冬… Ⅱ.①张… ②郭… ③曹… Ⅲ.①传染病防治 Ⅳ.①R183

中国版本图书馆 CIP 数据核字(2022)第 227797 号

书　　名:冬春季节常见传染病防治
主　　编:张锦海　郭建斌　曹勇平
责任编辑:赵晓嬿
装帧设计:吴　钰
出版发行:苏州大学出版社(Soochow University Press)
社　　址:苏州市十梓街 1 号　邮编:215006
印　　刷:苏州市深广印刷有限公司
邮购热线:0512-67480030
销售热线:0512-67481020
开　　本:890 mm×1 240 mm　1/32　印张:4.875　字数:98 千
版　　次:2022 年 12 月第 1 版
印　　次:2022 年 12 月第 1 次印刷
书　　号:ISBN 978-7-5672-4132-9
定　　价:18.00 元

图书若有印装错误,本社负责调换
苏州大学出版社营销部　电话:0512-67481020
苏州大学出版社网址　http://www.sudapress.com
苏州大学出版社邮箱　sdcbs@suda.edu.cn

目 录
Contents‥‥‥‥

引 言

　　回首历史，传染病往往总是与战争相伴，如影随形，它对人类造成的灾难甚至超过战争本身。根据世界银行报告《为健康投资》提供的资料，1990 年全球死于传染病的人数达 1 669 万，占全部死亡人数的 34.4%，而死于战争的人数仅为 32 万，占 0.64%。死于传染病的人数是死于战争人数的 50 多倍。战争造成社会动荡、瘟疫流行，而反过来瘟疫又加剧经济、社会崩溃，影响战争结局，进而改变历史进程。罗马亡于疟疾，埃及亡于血吸虫病，中国的金、明两个朝代实际上也都是因鼠疫而消亡，这种因传染病的肆虐而对世界殖民史和当时政治、经济、军事发生重大影响的事例，不胜枚举。正如瑞典病理学家弗克·汉斯所说："人类的历史即其疾病的历史。"

　　雅典文明的衰落　西方史料中有文字记载的最早的一次传染病大流行，是发生在公元前 430 年至前 427 年的雅典瘟疫。古希腊著名历史学家修昔底德对此做了详细记载。公元前 431 年，雅典与斯巴达之间爆发了伯罗奔尼撒战争。

双方起初难分胜负，但一场前所未有的瘟疫突然降临到雅典人头上。由于该瘟疫的传染性非常强，大批与患者密切接触的人感染以致死亡，特别是与患者接触最频繁的医护人员，是死亡最快最多的，以至后来根本找不到医师。这场瘟疫对雅典所造成的灾难是致命的，雅典近 1/3 的人口和 1/4 的军队士兵死亡，首席执政官伯利克里也因染上瘟疫而丧生。从此，雅典军事实力大大削弱，在与斯巴达人的争霸战中败北并由此走向衰落。可以说，这场瘟疫深刻改变了地中海世界政治趋势和欧洲历史。

罗马帝国的噩梦 古罗马，一个横跨欧亚非的超级帝国，在公元 2 世纪末至 3 世纪初突然衰落。后来人们发现，罗马帝国的衰落是因其军队在战争中染上了瘟疫，并把瘟疫带回国内蔓延所致。公元 165 年，一场瘟疫由东征凯旋的军队带入而迅速在罗马本土蔓延开来，由于当时正值安东尼王朝统治时期，因此这场瘟疫史称"安东尼瘟疫"。这场瘟疫持续了 15 年，无数人痛苦地死去，连罗马皇帝马可·奥里略也因不幸感染而亡。据统计，罗马军队损失了 1/10 的兵力，罗马帝国本土有 1/3 的人口死亡。人口衰减引发了各种社会经济问题，并进而动摇了帝国的统治基础，从此，罗马帝国的"黄金时代"宣告结束。公元 250 年至 266 年，罗马再次遭受瘟疫的袭击，因当时迦太基的基督教教主西普里安对此做了详细描述，这场瘟疫被称为"西普里安瘟疫"。据他描述，罗马人成批死亡，死亡率超过了以前有记载的任何瘟疫，当时仅在罗马城，每天就有 5 000

多人病死，而郊区的死亡率则更高。为了躲避瘟疫，成千上万的人逃离农村涌入城市，从而使得瘟疫更加肆无忌惮地传播。经过两次大规模瘟疫的打击，罗马帝国从此日落西山，再也没有了昔日鼎盛时期的辉煌。

拿破仑兵败莫斯科 拿破仑是世界公认的战神，他一生指挥了 50 多次战役，绝大多数都凯旋。但是 1812 年他率领数倍于对手的大军东征俄国，却遭到惨败，60 万大军回到巴黎时仅剩下约 4 000 人，拿破仑被迫退位和接受流放。以往观点普遍认为，是俄国的寒冬和饥饿击败了法军。但是 200 年后，一些新发现的证据将拿破仑失败的真正原因指向了一种微不足道的生物——虱子。由于拿破仑鬼使神差地遗漏了"预防疫病"这一重要环节，一种在波兰和俄国自然流行的、由体虱传播的传染病——流行性斑疹伤寒在拿破仑军队中传播流行，使得法军在进入俄罗斯后不到一个月就损失了 8 万人。到占领莫斯科时，法军仅有不到 10 万人。再加上严寒和饥饿，这些原因共同毁灭了拿破仑的军队以及他的法兰西帝国。

历史上，因传染病而导致战争失败，甚至国家、种族灭亡的例子还有许多。例如，天花肆虐使 2 万法军丧失作战能力从而影响普法战争结局；阿兹特克帝国因西班牙人带来的天花病毒而崩溃，并使得印第安人口在短短 100 年中减少了 95%；西班牙大流感暴发提前终结了第一次世界大战；等等。甚至在中国家喻户晓的三国赤壁大战中，曹操也并非败于诸葛亮的草船借箭和火攻，而是败于大批血吸虫感染。

尽管随着科技进步和医疗技术的发展，历史上很多威胁人类的传染病已被消灭或控制，但是微生物与人类之间的战争没有也从来不会真正结束。近 30 年全球新发现近 40 种传染病，大多数曾暴发过大规模流行，比如 2003 年肆虐全球的 SARS，新型冠状病毒肺炎"全球大流行"正加速百年未有之大变局。正如威廉·麦可尼尔在《瘟疫与人》中警告的："才智、知识和组织都无法改变人们在面对寄生性生物入侵时的脆弱无助，自从人类出现，传染性疾病便随之出现，什么时候人类还存在，传染病就存在。传染病过去是，而且以后也一定会是影响人类历史的一个最基础的决定因素。"全世界正在面对这样一个现实：我们必须面对传染性疾病带来的永恒的挑战，随时准备投入应对这场无声的"战争"。

虽然反反复复的"战疫"可能使我们感到心力交瘁，但越是面对压力，越要调适心态，守望相助。疫情之下，我们可以有所选择，以更积极的态度去行动，更好地发现生活的意义。冬春季节是传染性疾病的多发季节，多种病原容易交织肆虐，主动防疫显得尤为必要。真正保护你的不仅有口罩，还有增长的知识，这本《冬春季节常见传染病防治》愿助力疫情防控"战争"，共同抗击传染病。

第一章

概　述

冬季气候干燥寒冷，春季天气多变且昼夜温差大，人们户外活动减少，人体免疫力及呼吸系统抵抗力相对低下，因此这两个季节是传染病特别是呼吸道传染病高发的季节。常见的呼吸道传染病有流行性感冒、肺结核、麻疹、水痘、风疹、流行性脑脊髓膜炎、流行性腮腺炎等。由于部队人员密集、集中居住、流动性大，同时受训练强度高、新兵入伍等因素的影响，部队极易在冬春季节暴发急性呼吸道传染病，从而严重干扰官兵的正常工作训练，影响部队战斗力。

一、什么是传染病?

传染病是由病原体侵入人体引起的，能在人与人之间或人与动物之间互相传播的一类疾病。传染病与其他疾病的主要区别在于，传染病具有"四有"特点。

1. 有病原体

病原体是能引起疾病的微生物和寄生虫的总称。我们常见的病毒、细菌、寄生虫等都是病原体，每一种传染病都是由特异的病原体所引起的，但病原体进入人体后不是一定能发生传染，是否传染取决于人体和病毒两方面的情况。

2. 有传染性

病原体能够通过粪便、水、食物和空气等途径感染他人，就是传染性，这是传染病的最显著特征之一，也是传染病危害性极大的重要原因。传染病病人有传染性的时期称为传染期，每一种传染病的传染期都相对固定，可作为隔离病人的依据之一。

3. 有流行性

传染病可以在人群中传播流行，流行范围与时间、季节、地区、经济、卫生等各方面条件及采取的预防控制措施等有密切联系。同时，受自然和社会等因素的影响，其在发病季节、发病地区和人群分布上表现出一定的特征。比如，呼吸道传染病多发生在冬、春季节，而肠道传染病多在夏、秋季高发，血吸虫病则仅见于我国长江流域及其以南的部分省、区。

4. 有感染后免疫

当健康的人得了某种传染病后，人体会产生与该传染病相对应的抗体，称为中和抗体，以保护人体不再受感染，这种特性叫免疫性。所谓免疫性，就是对这种传染病产生了免疫力，但也不是所有传染病都具有免疫性。同时，免疫的持续时间在不同传染病中有很大差异。

二、传染病流行必须具有哪些条件？

传染病要发生流行，需要有传染源、传播途径和易感人群三个基本条件，这三个条件称为流行过程的三个基本环节。只有三个环节同时存在，才会发生传染病传播蔓延。

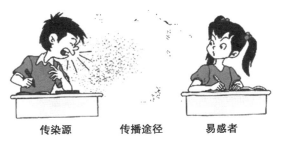

传染源　　　传播途径　　　易感者

传染病流行的三个环节

1．传染源

能够排出病原体的人或动物叫传染源，这是传染病发生流行的第一个环节。人作为传染源有三种情况，除了传染病病人外，传染病的隐性感染者（无症状感染者）和病原携带者（健康携带者），因为能够排出病原体，也是常见的传染源。由于隐性感染者和病原携带者往往没有任何临床症状，难以被发现和管理，所以他们在传染病传播流行过程中扮演着重要角色。有一些传染病的病原体是在动物体内生存的，这些动物也是传染源。常见的如携带鼠疫杆菌的老鼠是鼠疫的传染源，携带狂犬病毒的狗、猫是狂犬病的传染源。

2. 传播途径

传染源排出病原体后，病原体还得通过一个途径才能进入人体，这就是传染病流行的第二个环节——传播途径，一般分为五种。某些传染病的传播途径是单一的，而有些则可以同时通过多种途径传播，如细菌性痢疾就可经水、食物、媒介生物以及接触等途径传播。

（1）呼吸道传播：不管传染源是人还是动物，在他们打喷嚏、咳嗽时，溅出的飞沫含有病原体。非常微小的飞沫可以较长时间悬浮在空气中，当附近的人呼吸时，这些病原体便通过呼吸道被吸入人体从而导致感染发病，如流感、麻疹、风疹、白喉。呼吸道传染病相对来说更容易传播，也是近年来部队发生传染病疫情的主要类型。

（2）消化道传播：形象地说就是"病从口入"，如果人们饮用的水、吃的食物被病原体污染了，病原体就通过我们的口和食道进入了人体，使人患上了传染病，比如甲型肝炎、细菌性痢疾、伤寒等。

（3）接触传播：人们通过接触被病原体污染的水、土壤以及日常生活的密切接触而受感染。在南方的一些湖泊、河道中，如果水中有血吸虫，那么我们在组织泅渡训练或野外作业需要淌水时，水中的血吸虫就通过裸露的皮肤进入我们体内，从而导致感染。

（4）虫媒传播：蚊虫在叮咬、吸人们血的时候，把病原体传进人体内，导致登革热的登革病毒、导致疟疾的疟原虫等都是通过蚊子携带并传播的。由于与蚊虫直接相关，虫媒传播的传染病多见于气候湿热的南方地区。

（5）血液、体液传播：病原体存在于传染源的血液或体液中，通过能够与血液或体液接触的途径，如输血、分娩或性交而传播，常见的有艾滋病、乙型肝炎等。需要知道的是，平时的握手、拥抱等一般接触并不会引起艾滋病和乙肝的感染。

3. 易感人群

对某一传染病缺乏特异性免疫力的人称为易感者。当易感者在人群中的比例达到一定水平时，如果又有传染源和合适的传播途径，则传染病的流行很容易发生。某些免疫力很牢固的传染病如麻疹，经过一次流行之后，要等若干年，当易感者比例上升至一定水平时，才再次发生流行，这种现象称为流行的周期性。

影响传染病流行的因素，还包括地理、气候、生态、人口、经济、社会制度等自然因素和社会因素，这些因素通过对传染病流行的三个环节发生作用，从而起到促进和抑制流行过程的作用。

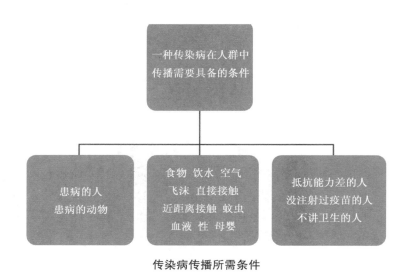

传染病传播所需条件

三、如何预防传染病？

预防传染病，必须针对流行的三个基本环节，采取综合措施。同时，又要根据不同传染病特点和具体情况，抓住主要环节，以达到综合措施和重点措施相结合的目的。经常性的预防措施包括加强粪便、污水、垃圾的处理，搞好饮食卫生等。对一些新出现的传播快、病死率高的急性传染病，应加强监测，及时治疗，控制疫情扩散蔓延。有时还必须采取疫区检疫和交通检疫的措施，防止传染病输入。

1. 控制传染源

针对传染病患者，重点是早期发现、早期诊断，及时隔离和有效的治疗，同时及时报告疫情；针对接触者和病原体携带者，应采取医学观察、检疫等措施，定期进行病原体检测，及时发现、及时隔离；针对动物类的传染源，有经济和保护价值的野生动物及家畜，应进行隔离治疗，必要时宰杀，并加以消毒，无经济和保护价值的动物应予以捕杀。

2. 切断传播途径

让散播出来的病原体不能到达易感人群，这也是控制与消灭传染病的关键措施。传播途径有很多种，针对引发不同疫情病原体的传播方式需要采用不同的措施。如果是呼吸道传播，可以采取戴口罩、空气消毒以及社交疏离等措施；针对消化道传播，要及时处理好病人的排泄物，注意食物及饮水卫生，个人养成勤洗手的卫生习惯；如果是虫媒传播，就要积极消灭住所周围环境的蚊虫，注意个人卫生，室内杀灭跳蚤、虱子等。

3. 保护易感人群

提高易感人群的免疫力和抵抗力，使其不易感染疾病，从而达到预防传染病的目的。一是加强体育锻炼，提高身体素质。二是平时注意个人卫生，养成良好的卫生习惯；平衡膳食，合理营养；改善居住和生活条件；集体生活场所，如部队、学校、养老院等，应当建立起生活制度并认真执行。三是在传染病流行期间，应保护易感人群，避免同患者接触。四是采取主动预防措施，包括接种疫苗和预防性用药。

四、呼吸道传染病的预防与控制

呼吸道传染病多发生于冬春季，病人为主要传染源。该类传染病主要经空气、飞沫传播，也可通过间接接触被污染的生产工具和日常生活用品传播。病原体借助于病人呼吸、说话、咳嗽、打喷嚏排出体外，分布于病人周围的空气中，由于人不停地呼吸，易感者吸入含有病原体飞沫核的空气即可感染。对于此类传染病，人群普遍易感，发病率高，部队人群尤其以新兵最易感染。

1. 重视个人预防

坚持勤洗手，用肥皂和流水认真洗手；不随地吐痰，咳嗽和打喷嚏时要掩住口鼻；经常开窗通风，保持室内空气新鲜；注意休息，避免过度疲劳；根据天气变化适时增减衣服，避免着凉；如果有发热、咳嗽等症状，及时到医院检查治疗；按要求接种疫苗；一旦确诊传染病，应主动隔离，防止传染他人。

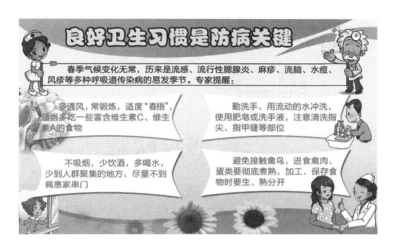

良好卫生习惯是防病关键

2. 落实集体防控措施

重点做到"五早",即"早发现、早报告、早诊断、早隔离、早治疗"。加强疫情监测、报告及预警；严格控制人员外出及家属来队，防止输入性感染；开展传染病防控知识宣教，培养官兵养成良好的生活方式和卫生习惯；严格落实发热病人隔离制度；减少集会，定期进行消毒；及时接种疫苗。

第二章

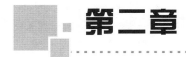

新型冠状病毒肺炎
——从"遭遇战"进入"持久战"

2020 年初以来，新型冠状病毒肺炎疫情在全球肆虐，我们每个人的生活也发生了巨大的改变。

有句老话说"大疫不过三年"，意思就是以往再大的瘟疫基本在暴发三年内就"偃旗息鼓"了。这一方面得益于人们在"遭遇战"之后的重视和预防，研发疫苗和特效药，通过隔离传染源和切断传播途径，使得新发病例越来越少，最终降低到可控范围；另一方面，疫病从刚开始的致死率高到逐渐变异，致命程度可能下降，同时人体也会强化免疫系统的对抗，季节轮换后的夏季高温气候也常有利于消灭疫病。

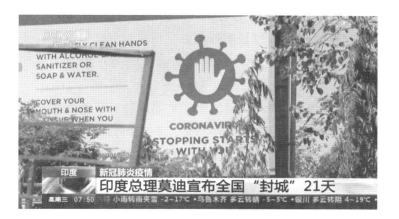

印度总理莫迪 2020 年 3 月 24 日宣布，因新冠肺炎疫情，印度将实行 21 天的彻底封锁，"禁止所有印度公民出门，所有商店、商业机构、工厂、车间、办公室、市场和礼拜场所都将关闭，州际巴士和地铁将暂停运行"（图源：央视频道）

　　然而，新型冠状病毒变异速度快，传染性强，从阿尔法、贝塔、德尔塔再到奥密克戎，出现了越来越多不容忽视的变异毒株。特别是正在全球肆虐的奥密克戎，目前认为其传播与水痘和天花一样迅速，且极易隐匿传播，在环境中存活时间也更长。新冠肺炎疫情难防还体现在：无症状感染者的出现，让人防不胜防；新型冠状病毒为人畜共患病病毒，可以跨物种宿主和跨物种传播，难以从源头预防；新型冠状病毒的高度变异性也使得针对病毒的既往疫苗和靶向药物有失效风险。这些因素可能使新型冠状病毒难以被完全控制，也许会变成像流感一样的疾病，与人类长期共存。因此，疫情防控可能是一场持久战，病毒不会因人类的恐慌焦虑停下脚步，却会在人类的每次麻痹大意中乘虚而入。绷紧疫情防控的弦，是应对复杂的世界疫情形势的清醒认知，更是守护共同期待的美好生活的科学之策。

对于新冠肺炎，如果想要把它当成流感进行常态化防控，疫苗和治疗药物都不可或缺。在疫苗方面，目前已有灭活疫苗、重组蛋白疫苗、病毒载体疫苗、核酸疫苗、减毒疫苗等。然而，接踵而来的病毒变体，传染性一代比一代强，现有疫苗能防重症，却难防感染，且老年人特别是高龄老人的新冠病毒疫苗接种率仍然迫切需要提高。好消息是，在2022年6月，美国辉瑞和德国BioNTech SE公司发表声明称，两家公司针对奥密克戎开发的两款新冠病毒疫苗在2/3期试验中的数据证明，二者均引发了"高度免疫应答"，即可能有更好的保护效果。

在"特效药"治疗方面，目前已有美国默沙东公司开发的靶向药物Molnupiravir，其是全球首个获批用于治疗成人轻度至中度COVID-19的口服抗新型冠状病毒药物；我国首个抗新型冠状病毒特效药——安巴韦单抗和罗米司韦单抗联合疗法特效药已获得国家药监局上市批准，经美国国立卫生研究院（NIH）测试，能够降低高风险新冠肺炎门诊患者住院和死亡风险80%；国产的抗新冠病毒特效药阿兹夫定片，美国辉瑞（Pfizer）公司开发的奈玛特韦片"PF-07321332"联合利托那韦，均能降低患者住院或死亡风险，目前都已列入中国第九版诊疗方案；根据国家中医药管理局发布的信息，中医药有效方剂筛选也取得了巨大进展，清肺排毒汤有效率高达90%以上。

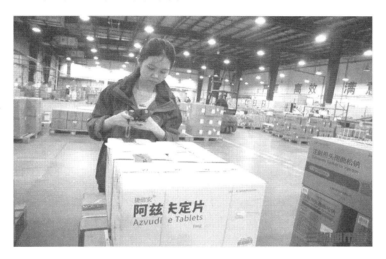

2022年8月17日，纳入《新型冠状病毒肺炎诊疗方案（试行第九版）》的首个国产抗新冠病毒口服药阿兹夫定片运抵湖南（图源：湖南日报·新湖南客户端）

新型冠状病毒短期消失的可能性不大，但我们完全有理由减少对病毒的恐慌和焦虑。随着精准防控措施逐渐到位，以及上述新的有效疫苗和靶向特效药的进展，新冠肺炎对人类健康和人们生活的影响会越来越小，有可能在合适时间回归常态的乙类传染病管理。只要保持定力、全民协作、科学应对，纵使疫情反复，纵使千难万阻，我们终将重新按下"快进键"。

一、简介

新型冠状病毒肺炎，简称"新冠肺炎"，为一种新型冠状病毒（SARS-CoV-2）感染引起的急性呼吸道传染病，世界卫生组织（WHO）将其命名为"2019 冠状病毒病"（COVID-19）。该病以发热、乏力、干咳为主要临床表现，可有肺炎影像学改变，多数患者为中轻症，预后良好，少数患者病情危重。

目前，世界卫生组织仍未宣布新冠肺炎"全球大流行"终止，意味着新冠疫情仍将持续，这也给全球公共卫生安全带来一定挑战。新冠肺炎已纳入《中华人民共和国传染病防治法》规定的乙类传染病，目前采取甲类传染病的预防、控制措施进行管理，随着病毒致病力减弱，未来可能会恢复乙类传染病管理。

（一）病原特点

冠状病毒是一个大型病毒家族，在电子显微镜下可观察到颗粒呈圆形或椭圆形，其外膜上有明显的棒状粒子突起，形态看上去像中世纪欧洲帝王的皇冠。冠状病毒感染脊椎动物，如人、鼠、猪、猫、犬、狼、牛、禽类，已知可分别引起人类的普通感冒、中东呼吸综合征（MERS）和严重急性呼吸综合征（SARS）等呼吸道疾病。

此次引发新冠肺炎的新型冠状病毒属于 β 属冠状病毒，属于有较高突变率的 RNA 病毒，重要变异株有阿尔法

（Alpha）、贝塔（Beta）、伽马（Gamma）、德尔塔（Delta）和奥密克戎（Omicron）。目前，奥密克戎株已取代德尔塔株成为主要流行株。现有证据显示，奥密克戎株传播力强于德尔塔株，致病力有所减弱。

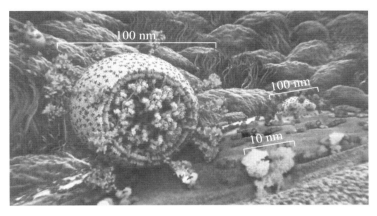

"恶魔"曝光！李赛（清华大学）和李兰娟（浙江大学医学院附属第一医院）团队首次解析新型冠状病毒完整分子结构，研究结果于 2020 年 9 月发表在国际权威学术杂志 *Cell* 上，并免费提供给全世界作为疫情防控宣传和科普教育材料（图源：清华大学①）

　　冠状病毒对紫外线和热敏感，56 ℃加热 30 分钟、乙醚、75%酒精、含氯消毒剂、过氧乙酸和氯仿等脂溶剂均可有效灭活病毒，氯己定不能有效灭活病毒。

---

① 完整视频地址 https://mp.weixin.qq.com/s/q2ZEvzxUweIjJyib6hLGFg。

（二）流行病学

1. 传染源

新冠肺炎的传染源主要是新型冠状病毒感染者，在潜伏期即有传染性，发病后 5 天内传染性较强。

2. 传播途径

近距离呼吸道飞沫和密切接触是主要的传播途径；在相对封闭的环境中可经气溶胶传播（即可能造成较长距离无接触传播）；接触被病毒污染的物品后也可造成感染。此外，由于在粪便及尿中可分离到新型冠状病毒，应注意粪便及尿对环境有所污染造成气溶胶或接触传播。

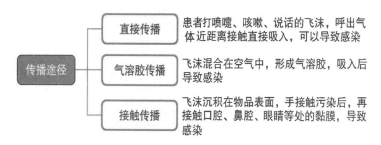

新型冠状病毒肺炎的传播途径
（图源：《新型冠状病毒感染的肺炎公众防护指南》）

3. 易感人群

人群普遍易感，但病毒感染后是否发病，与机体的免疫功能、接触病毒的机会和接触量都有一定的关系。感染后或接种新冠病毒疫苗后可获得一定的特异免疫力，但新变异株对此可能会具有一定的免疫逃逸能力。

4. 流行特征

目前，奥密克戎变异株已成为我国境外输入和本土疫情的优势流行株。现有研究提示，奥密克戎变异株平均潜伏期缩短，多为 2~4 天，传播能力更强，传播速度更快，感染剂量更低，致病力减弱，具有更强的免疫逃逸能力，但现有疫苗对预防该变异株所致的重症和死亡仍有效。

风险人群包括跨境交通工具司乘、保洁、维修等人员，进口物品搬运人员，进口冷链食品储存加工一线人员，集中隔离场所工作人员，定点医疗机构的工作人员等。本土疫情期间，涉及城市基础服务与保障的人员，尤其是一人多岗、多地跨区域的、接触人群广而杂的人员，病毒暴露风险高，传播风险相对较大。疫情聚集发生的重要场所包括老旧小区、城中村、市场及工地等，多有人口密集、环境条件堪忧的特点。

二、临床表现、诊断及治疗

（一）临床表现

1. 流行病学史

潜伏期 1~14 天，多为 3~7 天。流行病学史包括：发病前 14 天内，有病例报告社区的旅行史或居住史；或与新型冠状病毒感染者有接触史；或曾接触过来自有病例报告社区的发热或有呼吸道症状的患者；或存在发热和/或呼吸道症状的聚集性发病情况；或为风险职业人群，如跨境交通工具司乘、保洁、发热门诊医务人员；等等。

2. 主要症状

（1）主要表现：一般为发热、干咳、乏力。而部分患者可主要表现为鼻塞、流涕、咽痛、嗅觉味觉减退或丧失、结膜炎、肌痛和腹泻等。

（2）轻型患者：可表现为低热、轻微乏力、嗅觉及味觉障碍等，无肺炎表现。在感染新型冠状病毒后也可无明显临床症状，即无症状感染者。

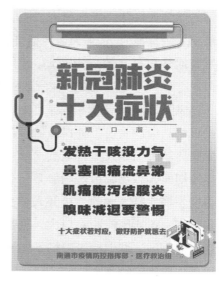

新冠肺炎十大症状
（图源：健康南通微平台）

（3）已接种疫苗人员：曾接种过疫苗者及感染奥密克戎株者以无症状及轻症为主。有临床症状者主要表现为中低度发热、咽干、咽痛、鼻塞、流涕等上呼吸道感染症状。

（4）儿童病例：症状相对较轻，部分儿童及新生儿病例症状可不典型，表现为呕吐、腹泻等消化道症状或仅表现为反应差、呼吸急促。

（5）重症患者：多在发病一周后出现呼吸困难和/或低氧血症，严重者可快速进展为急性呼吸窘迫综合征、脓毒症休克、难以纠正的代谢性酸中毒和出凝血功能障碍及多器官功能衰竭等。极少数患者还可有中枢神经系统受累及肢端缺血性坏死等表现。值得注意的是，重型、危重型患者病程中可为中低热，甚至无明显发热。

（6）预后：多数患者预后良好；少数患者病情危重，多见于未接种疫苗的老年人、有慢性基础疾病者、晚期妊娠和围产期女性、肥胖人群等。

（二）诊断

1. 诊断标准

根据流行病学史、临床表现、实验室检查等综合分析做出诊断。新型冠状病毒核酸检测阳性为确诊的首要标准。

（1）疑似病例。

有前述流行病学史中任意 1 条，且符合下列临床表现中任意 2 条。

若无明确流行病学史，则须符合临床表现中的 3 条；或符合临床表现中任意 2 条，同时新型冠状病毒特异性 IgM 抗体阳性（近期接种过新冠病毒疫苗者不将此作为参考指标）。

临床表现包括：① 发热和/或呼吸道症状等新型冠状病毒肺炎相关临床表现；② 具有新型冠状病毒肺炎影像学特征；③ 发病早期白细胞总数正常或降低，淋巴细胞计数正常或减少。

（2）确诊病例。

疑似病例具备以下病原学或血清学证据之一者为确诊

病例：① 新型冠状病毒核酸检测阳性；② 未接种新冠病毒疫苗者新型冠状病毒特异性 IgM 抗体和 IgG 抗体均为阳性。

2. 临床分型

（1）轻型。临床症状轻微，未见肺炎影像学表现。

（2）普通型。具有上述临床表现，可见肺炎影像学表现。

（3）重型。出现气促，临床症状进行性加重，肺部影像学显示 24~48 小时内病灶明显进展>50%者。

（4）危重型。符合以下情况之一者：出现呼吸衰竭，且需要机械通气；出现休克；合并其他器官功能衰竭需要 ICU 监护治疗。

3. 鉴别诊断

（1）新型冠状病毒肺炎轻型表现须与其他病毒引起的上呼吸道感染相鉴别。

（2）新型冠状病毒肺炎主要与流感病毒、腺病毒、呼吸道合胞病毒等其他已知病毒性肺炎及肺炎支原体感染鉴别，尤其是对疑似病例要尽可能采取快速抗原检测、多重 PCR 核酸检测等方法，对常见呼吸道病原体进行检测。

（3）还要与非感染性疾病，如血管炎、皮肌炎和机化性肺炎等鉴别。

（4）儿童患者出现皮疹、黏膜损害时，须与川崎病鉴别。

（5）与新型冠状病毒感染者有密切接触者，即便常见呼吸道病原检测阳性，也应及时进行新型冠状病毒病原学检测。

（三）治疗

1. 根据病情确定隔离管理和治疗场所

（1）轻型病例一般采取居家隔离，也可自愿选择集中隔离收治。相关集中隔离场所不能同时隔离入境人员、密切接触者等人群。隔离管理期间应做好对症治疗和病情监测，对病情加重者，应转至定点医院治疗。

（2）普通型、重型、危重型病例和有重型高危因素的病例应在定点医院集中治疗，其中重型、危重型病例应当尽早收入重症加强护理病房（ICU）治疗，有高危因素且有重症倾向的患者也宜收入 ICU 治疗。

2. 一般治疗

（1）卧床休息，加强支持治疗，保证能量供给和营养摄入；注意水、电解质平衡，维持内环境稳定。

（2）加强监测：密切监测生命体征，特别是静息和活动后的指氧饱和度等；根据病情监测血常规、尿常规、生化指标、凝血功能、动脉血气分析、胸部影像学表现等。

（3）根据病情给予规范有效的氧疗措施，包括鼻导管、面罩给氧和经鼻高流量氧疗。

（4）抗菌药物治疗：避免盲目或不恰当使用抗菌药物，尤其是联合使用广谱抗菌药物。

3. 抗病毒治疗

目前已有抗病毒药物及靶向单克隆抗体等。

抗病毒药物方面，奈玛特韦（PF-07321332）/利托那韦片（Paxlovid），适用人群为发病 5 天以内的轻型和普通型且伴有进展为重型高风险因素的成人和青少年（12～17岁，体重≥40 kg）；国产新冠肺炎特效药阿兹夫定片，用于治疗普通型新冠肺炎成年患者，空腹整片吞服，每次 5 mg，每日 1 次，疗程不超过 14 天。

安巴韦单抗/罗米司韦单抗注射液，联合用于治疗轻型和普通型且伴有进展为重型高风险因素的成人和青少年。

此外，还可使用静注 COVID-19 人免疫球蛋白、康复者恢复期血浆等。

4. 免疫治疗

糖皮质激素：对于重型和危重型患者，酌情短期内（不超过 10 日）使用糖皮质激素如地塞米松或甲泼尼龙。

白细胞介素 6（IL-6）抑制剂：托珠单抗。对于重型、危重型且实验室检测 IL-6 水平升高者可试用。

5. 中医治疗

本病属于中医"疫"病范畴，病因为感受"疫戾"之气，可根据病情、证候及气候等情况，进行辨证论治。

在医学观察期，乏力伴胃肠不适可用藿香正气胶囊（丸、水、口服液）；乏力伴发热可用金花清感颗粒、连花清瘟胶囊（颗粒）、疏风解毒胶囊（颗粒）。

在临床治疗期（确诊病例）可用清肺排毒汤、寒湿疫方、宣肺败毒方、宣肺润燥解毒方、化湿败毒方等或相应中成药，以及选用金花清感颗粒、连花清瘟胶囊、喜炎平注射液、血必净注射液、热毒宁注射液、痰热清注射液、醒脑静注射液、参附注射液、生脉注射液、参麦注射液等中成药。

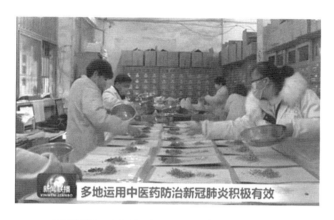

疫情期间，中国多地运用中医药防治新冠肺炎
（图源：央视网，2020-05）

6. 其他治疗

根据病情，酌情给予抗凝治疗如低分子量肝素或普通肝素，或者给予规范的俯卧位治疗，以及营养支持等。

患者常存在紧张焦虑情绪，应当加强心理疏导，必要时辅以药物治疗。

对于重型、危重型患者给予支持治疗，包括积极防治并发症、治疗基础疾病、预防继发感染、及时进行器官功能支持（呼吸、循环）等；对于无禁忌证的危重型患者，可尽早启动体外膜肺氧合（ECMO）以改善预后。

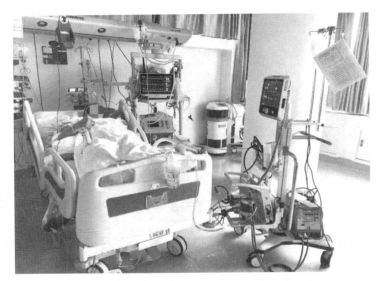

因新冠肺炎疫情而进入大众视野的 ECMO，是目前世界上最先进的体外生命支持技术之一，也是全球疫情中有效降低病死率的关键抗疫"神器"。图为中国首个国产 ECMO 成套系统（图源：汉诺医疗，2022-08）

7. 早期康复

重视患者早期康复介入，针对新型冠状病毒肺炎患者呼吸功能、躯体功能以及心理障碍，积极开展康复训练和干预，尽最大可能恢复体能、体质和免疫能力。

三、预防与控制

落实"早发现、早报告、早诊断、早隔离、早治疗"措施，加强源头管控，坚持人、物、环境同防，加强重点时段、重点地区、重点人群疫情防控。还应提高监测预警灵敏性，及时发现散发病例和聚集性疫情并有效处置，做到发现一起扑灭一起，以最短时间、最低代价将疫情控制在最小范围。

1. 防疫基本行为准则

每个人是自己健康的第一责任人。在个人方面，坚持勤洗手、戴口罩、常通风、公筷制、"一米线"、咳嗽礼仪、清洁消毒等良好卫生习惯和合理膳食、适量运动等健康生活方式，自觉提高健康素养和自我防护能力；疫情期间减少聚集、聚餐和聚会，配合做好风险排查、核酸检测等防控措施，保持自我健康管理意识，提高身体免疫力，出现可疑症状及时就医。

2. 传染源控制

（1）确诊病例。

普通型、重型、危重型病例和有重型高危因素的病例，应尽快转运至定点医疗机构或方舱医院。

（2）疑似病例。

发现疑似病例，应立即采集标本进行核酸检测复核，其间单人单间隔离，连续两次新型冠状病毒核酸检测阴性（采样时间间隔至少24小时），可排除疑似病例诊断。

（3）无症状感染者及轻型病例。

具备居家隔离条件的无症状感染者和轻型病例一般采取居家隔离，也可自愿选择集中隔离收治。居家隔离期间

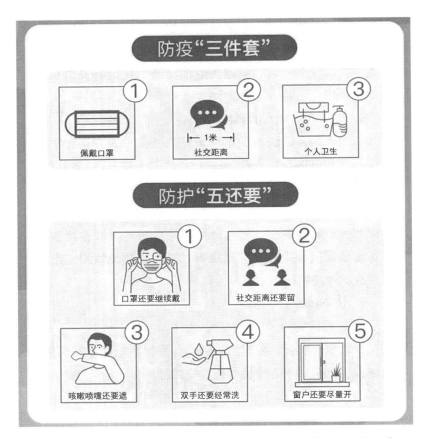

防疫"三件套"、防护"五还要"。如果出现了发热、咳嗽、腹泻、味觉减退等症状，要及时就医，并且在就医过程当中应尽量避免乘坐公共交通工具（图源：上海闵行区精神文明建设委员会办公室）

加强健康监测，隔离第6、7天连续2次核酸检测Ct值①≥35

---

① Ct值为核酸检测循环阈值，数字越高说明被感染者携带的病毒载量越低，大于40一般认为阴性。

解除隔离；如不符合上述条件，则继续隔离至间隔 24 小时 2 次核酸检测阴性。做好病情监测，病情加重的及时转定点医院治疗。

（4）出院（舱）后核酸检测阳性人员。

既往感染者出院（舱）后，呼吸道标本核酸检测阳性，如未出现任何症状体征且核酸检测 Ct 值≥35，不再对其密切接触者进行管理和判定；如核酸检测 Ct 值<35，结合病程、Ct 值动态变化等快速评估其传播风险，如有传播风险，按感染者管理，判定和管控与其共同居住、共同工作等接触频繁的密切接触者；如无传播风险，不再对其密切接触者进行管理和判定。既往感染者如出现发热、咳嗽等临床表现，或 CT 影像学显示肺部病变加重，应立即转运至定点医疗机构，根据病情进行分类管理治疗。如核酸检测 Ct 值≥35，无须对其密切接触者进行追踪和管控；如核酸检测 Ct 值<35，应判定和管控与其共同居住、共同工作等接触频繁的密切接触者。

（5）密切接触者。

密切接触者是指疑似病例和确诊病例症状出现前 2 天开始，或无症状感染者标本采样前 2 天开始，与其有近距离接触但未采取有效防护措施的人员。对于通过多次核酸检测方式（如高风险职业人群的定期核酸检测）发现的病例，其密切接触者的判定时限为从最后一次核酸检测阴性采样时间起至隔离管控前。

优先管理和判定与病例接触频繁、持续时间长等感染风险较高的密切接触者。对于人员较为密集、复杂的病例活动场所（如餐厅、娱乐场所、超市等密闭空间场所），可适度扩大密切接触者判定范围。

具备居家隔离条件的密切接触者采取 5 天居家隔离，也可自愿选择集中隔离，第 5 天核酸检测阴性后解除隔离。隔离管理时限自末次暴露后算起。

集中或居家隔离医学观察期间应当独立居住，减少与他人接触，原则上不得外出。如需外出，须经管理人员批准，并佩戴 N95/KN95 颗粒物防护口罩。

（6）高风险岗位从业人员。

对结束闭环作业的高风险岗位从业人员实行"5 天居家健康监测"，此期间赋码管理，第 1、3、5 天各开展 1 次核酸检测，非必要不外出，确需外出的不前往人员密集公共场所、不乘坐公共交通工具。

（7）其他风险人员。

与疑似病例、确诊病例和无症状感染者共同暴露于婚（丧）宴、餐馆、超市、商场、农贸（集贸）市场等人员密集和密闭场所，但不符合密切接触者判定原则的涉疫场所暴露人员，经风险评估对感染风险较高的人员采取核酸检测措施，在判定后的第 1、3 天各开展一次核酸检测（"三天两检"）。

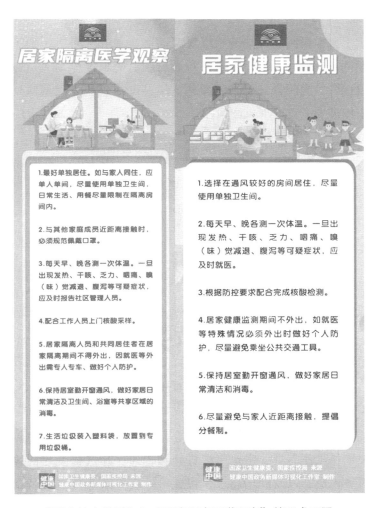

"居家健康监测"与"居家隔离医学观察"的要求不同
（图源：健康中国政务新媒体平台）

3. 检测及验码

核酸检测要聚焦于感染风险高的区域和人员，一般不须按行政区域开展全员核酸检测，不对跨地区流动人员查验核酸检测阴性证明和健康码，不开展落地检。根据防疫工作需要，可开展抗原检测。

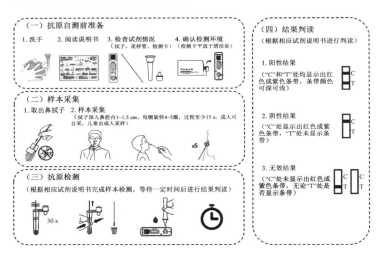

抗原自测流程示意图
（图源：《新冠病毒抗原检测应用方案（试行）》）

对与入境人员、物品、环境直接接触的人员、集中隔离场所工作人员、定点医疗机构和普通医疗机构发热门诊医务人员，以及商场超市、快递、外卖等从业环境人员密集、接触人员频繁、流动性强的高风险岗位从业人员开展定期核酸检测，其他人员愿检尽检。

出现疫情后，可根据疫情形势和流调研判情况，评估不同区域疫情风险大小，分级分类确定核酸检测的范围和频次，提升核酸筛查质量和效率。

考虑到养老院、福利院、托幼机构、中小学等是老年人、幼龄儿童等特殊人群集中的场所，一旦传染源引入，易发生聚集性疫情，发生重症风险较高。因此进入养老院、福利院、托幼机构、中小学需提供核酸检测阴性证明，防止传染源引入。医疗机构内就诊人群复杂、人流量大、空间密闭，一旦传染源引入，易造成疫情传播和院内感染发生，影响医疗机构正常运转和群众正常就医。因此，进入医疗机构就诊时需提供核酸检测阴性证明，但医疗机构不得以没有核酸检测阴性证明推诿、拒诊急危重症患者。

重要机关、大型企业及一些特定场所可由属地自行确定防控措施，保证社会正常运转，维护正常的生产生活秩序。

4. 人员转运

发生疫情后，做好转运车辆的调用。转运至定点医疗机构或方舱医院进行治疗或隔离观察时，尽可能使用负压救护车。

杜绝将感染者与密切接触者共同转运。转运过程中做到有序就座，控制同车人员数量，尽量保持间隔，严格落实个人防护及车辆消毒措施，避免交叉感染。到达隔离点后，做好转运人员交接。

5. 消毒原则

病例或无症状感染者转运期间，应对其可能污染的环境和物品进行随时消毒；转移后，应对其居住地、活动地及其他可能被污染的场所进行终末消毒；治愈出院（舱）时，应对其个人物品消毒后方可让其带出院（舱）。终末消毒应在入户前，建议与病例或无症状感染者（或其家属）充分沟通，根据实际情况确定污染范围，选择正确的消毒方法。

高风险区等实施封管控措施区域内，重点对小区楼栋、防疫物资保障场所（点）、垃圾储存点、快递集散点等区域环境开展预防性消毒。农村地区和城中村消毒前，应针对当地环境和居住条件等实际情况，制订消毒方案。

疫源地终末消毒应开展现场消毒过程评价，确保消毒过程有效；消毒效果评价可结合现场需求按比例抽查。方舱医院关舱、隔离点结束时的最后一次消毒，需要开展消毒效果评价。

具体消毒方法详见《关于印发新型冠状病毒肺炎防控方案（第九版）的通知》（联防联控机制综发〔2022〕71号）附件10《新冠肺炎疫情疫源地消毒技术指南》。

6. 心理健康服务

要制订受疫情影响人群的心理干预方案，梳理当地线上线下各类心理服务资源，建立健全疫情防控心理干预队伍。建立完善心理干预服务网络，建立健全心理热线服务，加强对各类人群的心理健康知识科普宣教。出现聚集性疫情时，加大心理健康科普宣教力度，组织精神卫生和心理健康专业人员对患者及家属、隔离人员、疫情防控一线工作人员等开展针对性心理干预。

7. 重点机构疫情防控

重点机构指维持社会正常运转或容易发生聚集性疫情的机构，包括党政机关、军队单位、企业和事业单位、医疗机构、儿童福利领域服务机构、养老院、护理院、监管场所、高等学校、中小学校、托幼机构、培训机构、劳动密集型企业和工地等，可由属地自行确定防控措施。

在采取加强内部管控、清洁消毒、通风换气和个人防护等防控措施前提下，保持正常运转。具体措施参考如下。

（1）落实单位主体责任。制订应急工作预案，开展应急演练，做好口罩、洗手液、消毒剂、非接触式温度计等防疫物资储备。

（2）建立健康监测制度。每日对工作人员进行健康监测，建立健康台账，如出现发热、干咳、乏力、咽痛等症状，须及时就医。

（3）在单位入口处对工作人员进行体温检测，对来访人员进行体温检测、核验健康码并进行登记，正常者方可进入。

（4）加强办公室、食堂和卫生间通风换气，保持空气流通。每日开窗通风 2~3 次，每次 20~30 分钟。空调通风系统使用时，其卫生质量、运行管理、卫生学评价和清洗消毒应符合现行国家标准的要求。

（5）加强对食堂、宿舍、卫生间、电梯间等重点区域和电梯按钮、门把手等高频接触物体表面的清洁消毒。加强垃圾分类收集、及时清运，并做好垃圾盛装容器的清洁消毒。定期向地漏加水，每次加水 350 mL。

（6）在办公室、食堂和卫生间等场所配备足够的洗手液，保证水龙头等供水设施正常工作，有条件时可配备速干手消毒剂或感应式手消毒设备。

（7）倡导食堂采取分餐、错峰用餐，减少堂食和交流。食品等原料从正规渠道采购，保证来源可追溯。

（8）倡导采用无纸化办公，减少人员之间的直接接触；尽可能减少大型会议、培训以及人员聚集的活动，人员之间保持安全距离。

（9）改善工作人员宿舍或临时居所的居住环境和卫生设施。工作人员宿舍或居所不宜过于拥挤。

（10）工作人员结合自身的工作岗位性质、风险等级，戴医用外科口罩、N95/KN95 颗粒物防护口罩或以上级别口罩，戴一次性手套。

（11）推进无禁忌证、符合接种条件的工作人员接种新型冠状病毒疫苗。对于符合条件的 18 岁以上目标人群进行 1 剂次同源加强免疫或序贯加强免疫接种。

（12）提醒人员注意个人卫生。打喷嚏时用纸巾或肘臂遮挡口鼻，将使用过的纸巾放入有盖的垃圾桶内，打喷嚏和咳嗽后应用洗手液（或肥皂）彻底清洗双手。

（13）加强人员健康培训，通过海报、电子屏和宣传栏等加强新冠肺炎防控知识宣传。

（14）党政机关、企业和事业单位等重点机构还应符合

WS/T 698—2020《新冠肺炎疫情期间重点场所和单位卫生防护指南》附录 B 的要求。

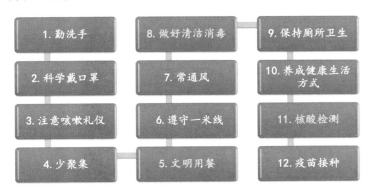

1.勤洗手	8.做好清洁消毒	9.保持厕所卫生
2.科学戴口罩	7.常通风	10.养成健康生活方式
3.注意咳嗽礼仪	6.遵守一米线	11.核酸检测
4.少聚集	5.文明用餐	12.疫苗接种

常态化防疫期间的公共措施防疫行为

8. 出现规模疫情后的防控要求

根据防控需要可酌情采取以下防控措施。

（1）严格做好固定工作人员和临时聘用人员健康监测，执行"日报告""零报告"制度，如有人员出现可疑症状，须及时就医，不得带病上岗。

（2）严格对进入机构的工作人员体温、健康码和核酸检测结果进行查验，无异常者方可进入。

（3）医疗机构应加强发热门诊管理，严格预检分诊，通过预约等方式控制就诊人数，住院区可实行封闭管理。

（4）养老院、护理院、儿童福利领域服务机构和监管场所实行封闭管理、视频探访等措施，不举办聚集性活动。

（5）学校可采取封闭管理，加强各类聚集性活动的审批管理，非必要不组织大型聚集性活动，限制堂食，加强教室和宿舍的通风，合理设置快递收发点。

（6）党政机关、企业和事业单位等宜采取错时上下班、弹性工作制或居家办公方式，不提供堂食等措施。

（7）增加宿舍、公共卫生间等小型密闭公共空间的通风换气和清洁消毒频次。每日对公共卫生间至少进行两次全面清洁消毒。

（8）当出现新冠肺炎确诊病例、疑似病例和无症状感染者时，应在当地疾控机构的指导下，对发生疫情的机构进行终末消毒。同时，对空调通风系统进行消毒和清洗处理，经卫生学评价合格后方可重新启用。

（9）个人方面，做好自我健康监测，如出现发热、干咳、乏力、咽痛等症状须及时就医，不带病上班、上课。

（10）督促做好个人防护，加强手卫生，规范佩戴口罩，避免参加聚会、聚餐、婚丧嫁娶等聚集性活动。

（11）抵抗力较差、患有基础性疾病的人群减少外出，不去人员密集尤其是通风不良的场所。

四、知识问答

1. 公民防疫基本行为准则有哪些？

（1）勤洗手。手脏后，要洗手；做饭前，餐饮前，便前，护理老人、儿童和病人前，触摸口鼻和眼睛前，要洗手或手消毒；外出返家后，护理病人后，咳嗽或打喷嚏后，做清洁后，清理垃圾后，便后，接触快递后，接触电梯按钮、门把手等公共设施后，要洗手或手消毒。

（2）科学戴口罩。乘电梯时，乘坐公共交通工具时，进入人员密集的公共场所时，应佩戴口罩；出现发热、干咳、乏力、咽痛等症状时，就医时，建议佩戴医用外科口罩或以上级别口罩。口罩须及时更换，每个口罩累计佩戴时间不超过 8 小时。

（3）注意咳嗽礼仪。咳嗽或打喷嚏时，用纸巾捂住口鼻，无纸巾时用手肘代替，注意纸巾不要乱丢。

（4）少聚集。疫情期间，少聚餐聚会，少走亲访友，少参加喜宴丧事，非必要不到人群密集的场所。

（5）文明用餐。不混用餐具，夹菜用公筷，尽量分餐食；食堂就餐时，尽量自备餐具。

（6）遵守"一米线"。排队、付款、交谈、运动、参观、购物时，要保持 1 米以上社交距离。

（7）常通风。提倡勤开窗通风，每日开窗通风 2~3 次，每次 20~30 分钟。温度适宜时，可使窗户常开。

（8）做好清洁消毒。日常保持房间整洁。处理进口冷冻食品的炊具和台面，病人及访客使用的物品和餐饮具，要及时做好清洁消毒。收取快递时，用 75% 的酒精或含氯消毒剂等擦拭或喷洒快递外包装，拆封后及时丢弃外包装，并做好手卫生。空调使用前，要对空调壁挂机过滤网、蒸发器表面、进出风口进行清洗和消毒。

（9）保持厕所卫生。马桶冲水前盖马桶盖，经常开窗或开启排气扇，保持存水弯水封。定期清洁消毒厕所内卫生洁具和地面，表面有脏污或霉点时，要及时清洁消毒。

（10）养成健康生活方式。加强身体锻炼，坚持作息规律，保证睡眠充足，保持心态健康；健康饮食，戒烟限酒；做好每日健康监测，有发热、干咳、乏力、咽痛等症状时，及时就医。

（11）核酸检测。按要求配合做好常态化疫情防控和本土疫情处置中的核酸检测，确保"应检尽检"，对自己和家人的健康负责。

（12）疫苗接种。响应国家新冠病毒疫苗接种政策，3岁以上适龄无接种禁忌人群应接种疫苗，做到"应接尽接"，保护个人健康。

2. 密切接触者的判定原则是什么？

确诊病例症状出现前 2 天开始，或无症状感染者标本采样前 2 天开始，与其有近距离接触但未采取有效防护的人员。结合活动轨迹等大数据信息，依据以下原则判定：

（1）共同居住生活人员。

（2）直接照顾者或提供诊疗、护理服务者。

（3）探视病例的医护人员、家属或其他有近距离接触的人员。

（4）在同一空间内实施可能会产生气溶胶的诊疗活动医护人员。

（5）在办公室、会议室、车间、班组、宿舍、教室等同一场所有近距离接触的人员。

（6）密闭或通风不良环境下共用卫生间、共乘电梯、共餐（同桌／邻桌／频繁经过）、共同娱乐以及提供餐饮和娱乐服务的人员。

（7）乘坐同一交通工具并有近距离接触人员，包括交通工具上照料护理人员、同行人员（家人、同事、朋友等）。

（8）暴露于被病例或无症状感染者污染的环境和物品的人员。

（9）现场调查人员评估认为其他符合密切接触者判定标准的人员。

对于较为复杂的病例活动场所（如餐厅、娱乐场所、超市等密闭空间场所），须结合场所监控录像、消费记录、场所类型、环境状况、通风情况、个人防护情况等综合研判，基于研判结果，可适度扩大密切接触者判定范围。

3. 如何判定交通工具上的密切接触者？

（1）飞机。一般情况下，病例座位的同排和前后各三排座位的全部旅客、在上述区域内提供客舱服务的乘务人员及其他与病例有近距离接触的人员作为密切接触者。

（2）铁路列车。全封闭空调列车，病例所在硬座、硬卧车厢或软卧同包厢的全部乘客和乘务人员。非全封闭的普通列车，病例同间软卧包厢内，或同节硬座（硬卧）车厢内同格及前后邻格的旅客，以及为该区域服务的乘务人员。

（3）汽车。全密封空调客车，与病例同乘一辆汽车的所有人员。通风的普通客车，与病例同车前后三排座位的乘客和驾乘人员。

（4）轮船。与病例同一舱室内的全部人员和为该舱室提供服务的乘务人员。

4. 高风险区划定原则是什么？

将感染者居住地，以及活动频繁且疫情传播风险较高的工作地和活动地等区域，划定为高风险区，采取"足不出户，服务上门"等封控措施。发现感染者后，尽快划定高风险区、排查管控风险人员，及时阻断社区传播，做到"快封快解"。

要求科学精准划分风险区域，按楼栋、单元、楼层、住户划定高风险区，不得随意扩大到小区、社区和街道（乡镇）等，通过流调精准判定风险区域，进一步减少封控人员数量。同时要求不得采取各种形式的临时封控，更不能随意采取"静默"管理。在疫情处置过程中，应快速管控密切接触者，无社区传播风险情况下可不划定高风险区。

如连续5天没有新增感染者的高风险区，要及时解封。如封控后高风险区发现的新增感染者为严格落实居家隔离管理阳性人员的同住人员、密切接触者或其同住人员，经评估后无家庭外的社区传播风险，不影响高风险区的解封时间。

5. 为保障社会正常运转和基本医疗服务，疫情防控实施中需要注意哪些问题？

（1）非高风险区不得限制人员流动，不得停工、停产、停业。

（2）将医务人员、公安、交通物流、商超、保供、水电气暖等保障基本医疗服务和社会正常运转人员纳入"白名单"管理，有关人员日常需要注意做好个人防护、疫苗接种和健康监测，减少与社会面接触，尽可能"两点一线"工作，凭核酸检测阴性证明可正常上班。

（3）上述部门检出阳性时，精准判定密切接触者，工作场所不采取临时封控，同工作场所人员不进行大范围隔离，以保障正常医疗服务和基本生活物资、水电气暖等供给，尽力维护正常生产工作秩序。

第三章

肺结核

——卷土重来的"白色瘟疫"

结核病又称"痨病"，是一个古老的疾病。早在我国春秋战国时期就有关于肺痨的记载，"医学之父"希波克拉底的著作中也详细描述了自己行医过程中所见的肺结核。1882 年 3 月 24 日，德国微生物学家罗伯特·科赫宣布发现结核杆菌，这一天后来也被 WHO 确定为"世界防治结核病日"。肺结核曾经是历史上感染率最高的传染病，以至于许多文学作品中都有关于肺结核的描写。比如《红楼梦》中的林黛玉"面色苍白、身体消瘦、一阵阵撕心裂肺的咳嗽……"。历史上有许多名人身患此病，如肖邦、契诃夫、鲁迅、林徽因……还有英国诗人雪莱，尽管他曾向世人呼喊"冬天来了，春天还会远吗"，自己却未能看到人类战胜肺结核的春天，给肺结核增添了许多悲情色彩。

一、简介

肺结核是由结核分枝杆菌引起的一种具有传染性的慢性消耗性疾病，一般发病缓慢，常有不规则低热、盗汗（睡眠中出汗、醒后汗自停的现象）、疲倦乏力等表现。此外，还有咳嗽、咳痰、部位不定的胸部隐痛、咯血等症状。有部分病例临床表现不典型，可无任何症状或症状轻微而被忽视，通常在胸部 X 线体检时才被医生发现。肺结核曾被有效控制，但近年有反扑的趋势。WHO 把结核病与艾滋病、疟疾一起列为人类最主要的健康杀手。

（一）病原特点

结核分枝杆菌可侵犯全身各组织器官，但以肺部感染最多见。结核分枝杆菌对酒精敏感，在 70% 酒精中 2 分钟死亡；对干燥的抵抗力特别强，黏附在尘埃上可保持传染性 8~10 天，在干燥的痰内可存活 6~8 个月；对湿热敏感，在液体中加热至 62~63 ℃ 15 分钟或煮沸即被杀死。结核分枝杆菌对紫外线敏感，直接日光照射数小时可被杀死，该法可用于结核病患者衣服、书籍等的消毒。

（二）流行概况

结核病曾在全球肆虐，被称为"白色瘟疫"。预防用疫苗卡介苗的问世，使结核病疫情得到一定的控制。一系列的抗结核药物如异烟肼、链霉素、吡嗪酰胺等相继被发明，尤其是短程化疗药物利福平的应用，使结核病治疗进入了化疗时代，结核病感染率大幅度下降。但近年来，由于全球范围内移民和难民人口的增加，毒品泛滥、艾滋病感染剧增、器官移植大量开展、各种免疫抑制药广泛使用，以及各国对结核病监督的放松和投入不足，抗生素广泛使用等因素，耐药结核杆菌，特别是多重耐药菌数量增加，导致结核病发病率大幅回升。据估计，目前全球每年新发结核病1 000万例，有20亿人感染结核菌。我国是世界第二位的结核病高负担国家，肺结核患病人数仅次于印度，潜伏感染人数在2亿~5.5亿之间，每年新发肺结核患者约100万例。在可以预期的将来，肺结核依然是需要重点防治的常见传染病。

部队和学校人群密集，且人员集中居住，容易发生肺结核传播流行。根据公开的疾病监测报告资料，部队肺结核发病率呈波动上升趋势，结核病发病数居高不降，占平均住院天数的第一位。军校新学员、基层连队官兵，由于生活高度集中，学习、训练强度大，易引起结核病疫情传播。因此，重视和加强部队结核病预防控制工作十分必要。

（三）流行病学

1. 传染源

未经治疗的排菌病人是最重要的传染源。一般来说，初诊的肺结核患者一旦接受全面系统的抗结核治疗，传染性会在2~4周内迅速减弱直至消失。

2. 传播途径

肺结核主要经呼吸道传播。据统计，患者每次咳嗽、打喷嚏时产生约 10 万个微小的气溶胶颗粒，颗粒中携带的结核杆菌随飞沫向外散播。痰液干燥后，结核杆菌还可随灰尘飘浮在空气中，造成远距离播散。

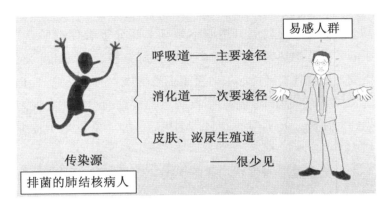

肺结核主要传播途径

3. 易感人群

人群普遍易感。大多数人感染结核杆菌后并不发病，或仅于抵抗力低时发病。一般情况下，在全部感染者中大约 1/10 的人一生中会发生结核病，其他感染者可以自愈或成为结核杆菌长期携带者。儿童免疫系统不健全，老年人免疫系统功能降低，这两类人均属于结核病易感人群。

二、临床表现、诊断及治疗

（一）临床表现

1. 全身症状

（1）发热：最为常见，一般为午后低热（37.4～38 ℃），可持续数周，热型不规则，部分患者伴有脸颊、手心、脚心潮热感。急性血行播散性肺结核、干酪性肺炎、空洞形成或伴有肺部感染时可表现为高热。

（2）夜间盗汗：亦是结核病患者常见的症状，表现为熟睡时出汗，几乎湿透衣服，觉醒后汗止，常发生于体虚病人。

（3）其他全身症状：疲乏无力、食欲下降、消瘦、失眠、月经失调甚至闭经等。

2. 咳嗽

咳嗽常是肺结核患者的首诊主诉，咳嗽三周或以上，伴痰中带血，要高度怀疑患有肺结核。肺结核患者以干咳为主，如伴有支气管结核，常有较剧烈的刺激性干咳；如伴纵隔、肺门淋巴结结核压迫气管、支气管，可出现痉挛性咳嗽。

3. 咳痰

肺结核病人咳痰较少，一般多为白色黏痰，合并感染、支气管扩张时常咳黄脓痰；干酪样液化坏死时也有黄色脓痰，甚至可见坏死物排出。

4. 咯血

当结核坏死灶累及肺毛细血管壁时，可出现痰中带血，如累及大血管，可出现量不等的咯血。空洞内形成的动脉瘤或者支气管动脉破裂时可出现致死性的大咯血。结核性支气管扩张可在肺结核痊愈后出现反复、慢性的咯血或痰中带血。

5. 胸痛

胸痛并不是肺结核的特异性表现，靠近胸膜的病灶与胸膜粘连常可引起钝痛或刺痛，这种疼痛与呼吸的关系不明显。肺结核并发结核性胸膜炎会引起较剧烈的胸痛，这种疼痛与呼吸相关。胸痛不一定就是肺结核活动或进展的标志。

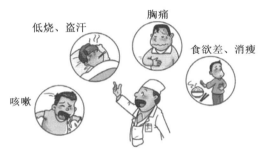

结核病的症状

（二）自查方法

个人可以采用"七分筛检法"这种简单的结核病自测方法进行判断，即以下项目中总分达 5 分以上，建议及时做进一步诊疗，以便及早诊断，及时接受治疗。检测项目如下：咳嗽两周（2 分）；咳嗽有痰（2 分）；胸痛（1 分）；没有食欲（1 分）；体重减轻（1 分）。

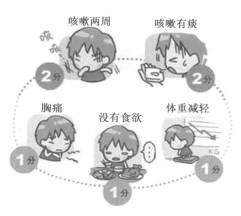

咳嗽两周

咳嗽有痰

2分

2分

胸痛

没有食欲

体重减轻

1分

1分

1分

结核自测——"七分筛检法"

（三）结核菌素试验

以 72 小时为观察反应时间，记录方法是将测得的硬结以横径毫米数×纵径毫米数表示。阴性反应为无硬结或硬结平均直径<5 毫米者；阳性反应为硬结平均直径≥5 毫米。其中，5~9 毫米为一般阳性，10~19 毫米为中度阳性，20毫米以上或局部有水疱、出血、坏死等均为强阳性。

结核菌素试验阳性仅表示结核菌感染，并不一定患病。但如用高稀释度（1 国际单位）做皮试呈强阳性者，常提示体内有活动性结核灶。结核菌素试验对婴幼儿的诊断价值比成年人大，因为其年龄越小，自然感染率越低；3 岁以下强阳性反应者，应视为有新近感染的活动性结核病，须给予治疗。

结核菌素试验阴性除提示没有结核菌感染外，还见于感染初期（4~8 周内）或者人体免疫力受到抑制者，如淋

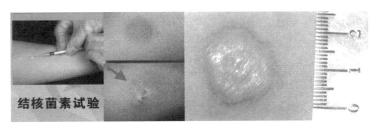

结核菌素试验

巴瘤、白血病、结节病、艾滋病等病人，老年人的结核菌
素试验也常为阴性。

（四）治疗

肺结核的治疗以药物治疗为主，原则为早期、规律、
全程、适量、联合。

1. 早期

肺结核早期，肺内病灶血液供应好，有利于药物的渗
透和分布；同时巨噬细胞活跃，可吞噬大量结核菌，有利
于组织修复和有效地杀灭结核菌，所以应尽可能早地发现
和治疗肺结核。

2. 规律

按照化疗方案，规律用药可保持相对稳定的血药浓度，
以达到持续的杀菌作用；反之，血药浓度不稳定，在低浓
度时达不到最低抑菌浓度，反而会诱导细菌的耐药性。

3. 全程

肺结核患者服用抗结核药物后，短期内症状会显著改
善，2个月左右大部分敏感菌被消灭，但部分非敏感菌和

细胞内的结核菌仍然存活，只有坚持用药才能最终杀灭这部分细菌，达到减少复发的目的。

4. 适量

过量使用抗结核药物会增加药物的不良反应，用量不足则可诱导耐药性产生，因此在化疗过程中必须根据患者的年龄、体重，给予适当的药物剂量。

5. 联合

联合使用不同机制的抗结核药物，可以利用多种药物的交叉杀菌作用，不仅能提高杀菌效果，还能防止产生耐药性。

三、预防与控制

肺结核传染性最强的时间是在发现及治疗之前，所以应当重视早期发现和正确、及时地治疗传染源，这也是防治结核病的最主要措施。结核病的防治措施主要有以下几个方面。

1. 完善体系

建立完善的结核病防治体系，使防治工作在广大基层部队得到落实。

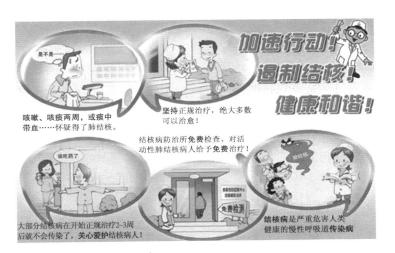

结核病的预防与控制措施

2. 控制传染源

这是控制结核病流行的关键环节。主要是通过肺结核病人的早期发现、早期进行强而有效的化学治疗，加强肺结核的化学治疗管理，使排菌的肺结核患者失去传染性，保护健康人群免受结核菌感染。

3. 卡介苗接种

卡介苗（BCG）是一种无毒牛型结核菌的活菌疫苗，人体接种该疫苗后可获得一定的免疫力，对结核病有一定的特异性抵抗力。BCG 在预防儿童结核病，特别是那些可能危及儿童生命的严重类型，如结核型脑膜炎、血行播散型结核等方面具有较好的效果，但对成人的保护作用有限，不足以预防感染和发病。

4. 化学预防

针对存在发病高危因素的人群进行药物预防，主要对象包括：艾滋病病毒感染者；与新诊断为传染性肺结核患者有密切接触史且结核菌素试验阳性的幼儿；未接种卡介苗的 5 岁以下结核菌素试验阳性的儿童；结核菌素试验强阳性且伴有糖尿病或矽肺者；与传染性肺结核患者有密切接触的长期使用肾上腺皮质激素和免疫抑制剂的患者。

四、知识问答

1. 肺结核可以治愈吗？

只要坚持正规治疗，绝大多数肺结核患者是可以治愈的。新发传染性肺结核的彻底治愈时间一般需要 6~8 个月，而且中途不能漏服和间断服药。如果私自停药或间断服药，自身不但极易复发，还有可能产生耐药性。耐药后的肺结核患者治疗技术复杂、治疗时间更长（18~24 个月）、治疗费用更大（约是非耐药肺结核治疗费用的 100 倍）。

2. 接触过肺结核患者的人就一定会得肺结核吗？

并非所有接触肺结核患者的人都会得肺结核。这主要取决于以下几个因素：

第一，取决于肺结核患者的痰中是不是带有结核菌，有一部分患者痰中不带结核菌（称为"菌阴肺结核"），没有传染性。

第二，即使患者痰中带有结核菌，也要看接触者吸入的结核菌的量有多大。无论是不是肺结核患者，如果要咳嗽或打喷嚏，应该尽可能转过头去，并用手或纸巾捂住口鼻，以避免传染别人。

第三，即使接触者已经吸入了比较大量的结核菌，也还要看接触者自身抵抗力的高低。因此，一些抵抗力较低的人，如老年人、服用免疫抑制剂的病人、抵抗力低下的艾滋病患者等，都更容易患上肺结核。

3. 卡介苗对结核病有哪些预防作用？

卡介苗是一种类似于流感疫苗的注射剂，它可以通过人工的方法，使人体产生对结核菌的抵抗力，进而减少结核病的发生。我国幼儿已经普及了卡介苗接种。

卡介苗在预防儿童结核病，尤其是严重的结核型脑膜炎、粟粒型肺结核方面有很好的效果。但是，随着时间的延长，这种抵抗力会逐渐减弱直至消失。而且研究显示，成年后重新接种卡介苗，并不能预防结核菌的感染及结核发病。

4. 集体生活场所如何预防肺结核的传播？

集体生活场所，如军营、民工宿舍或学生宿舍，由于人员居住密集，一旦出现一个传染性肺结核患者，就很容易引起相互传染而造成结核病暴发流行。平时，应当注意房间内居住人员的密度不要过高，并采取房间通风等措施来预防肺结核。

当同宿舍确诊有传染性的肺结核患者之后，需要采取以下措施：

（1）尽快地使肺结核患者离开集体环境并接受正规的抗结核治疗。

（2）对房间进行消毒。

（3）保持通风及阳光充足。

（4）同室居住的人员都属于密切接触者，应注意自身是否有咳嗽、咳痰的症状，尤其是这些症状超过 2 周时，应及时到医院就诊进行检查，一旦诊断为肺结核，应立即治疗。

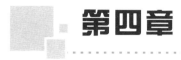

第四章

流感与禽流感

——身边隐藏的"不定时炸弹"

　　第一次世界大战，人类陷入自相残杀之中，死亡者达 1 000 多万，这成为人类历史上的一场浩劫。然而，就在这场浩劫快要结束的时候，一场流感的暴发夺去了约 5 000 万人的性命，这就是 20 世纪人们闻之色变的"西班牙流感"。

　　这次流感起源于美国的一个军营。1918 年 3 月 4 日，军营一位士兵感到发烧、嗓子疼和头疼，就去部队的医院看病，医生认为他患了普通的感冒。然而，接下来的情况出人意料：到了中午，100 多名士兵都出现了相似的症状。几天之后的周末，这个军营里已经有 500 名以上的"感冒"病人。3 月美国远征军将疾病带至欧洲前线；4 月该病传播至法国军队，然后至英国和其他国家军队；5 月达意大利、西班牙、德国、印度及非洲；6 月由英国远征军传播至英国本土，然后播散到俄罗斯、中国、菲律宾及新西兰；1919 年 1

月达澳大利亚。不到一年时间该病即席卷全球，造成可能 10 亿人感染，病死率高达 2.5%～5%。由于各国已经没有额外的兵力作战，所以第一次世界大战得以提前终结。

一、简介

人流行性感冒（简称"流感"）是由流感病毒引起的具有高度传染性的急性呼吸道传染病，其起病急、传播迅速、发病率高，主要通过空气中的飞沫、人与人之间的接触或与被污染物品的接触传播。

禽流行性感冒（简称"禽流感"）是由禽类流感病毒引起的一种急性传染病，主要侵害鸡、鸭、鹅、鸽子等禽类，但一些血清亚型病毒株（H5 和 H7 等）偶尔可能突破"种属屏障"感染人类，病死率较高。

（一）病原特点

流感病毒分为甲、乙、丙三型。其中甲型最容易发生变异，可感染人和多种动物，为人类流感的主要病原，常引起大流行和中小流行。甲型流感病毒根据血凝素（H）和神经氨酸酶（N）不同，分为多种亚型，H 可分为 17 个亚型（H1—H17），N 有 10 个亚型（N1—N10），HxNx 共有一百多种组合。其中仅 H1N1、H2N2、H3N2 主要感染人类，其他许多亚型的自然宿主是多种禽类和动物。其中对禽类危害最大的为 H5、H7 和 H9 亚型毒株。一般情况下，禽流感病毒不会感染鸟类和猪以外的动物。但 1997 年香港首次报道发生 18 例 H5N1 人禽流感感染病例, 其中 6 例死亡, 这引起全球广泛关注。1997 年以后, 世界上又先后几次发生了禽流感病毒感染人的事件。具有高致病性的 H5N1、H7N7、H7N9、H9N2 和 H10N8 等禽流感病毒, 一旦发生变异而具有人际传播能力, 会导致人际间禽流感流行。

流感病毒不耐热, 100 ℃加热 1 分钟或 56 ℃加热 30 分钟即可灭活, 对常用消毒剂 (1%甲醛、过氧乙酸、含氯消毒剂等) 敏感, 对紫外线敏感, 耐低温和干燥, 真空干燥或-20 ℃以下仍可存活。

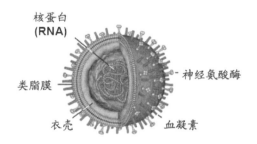

核蛋白 (RNA)

类脂膜

衣壳

神经氨酸酶

血凝素

流感病毒病原体结构模式图

（二）流行概况

流感是全球最重大的公共卫生挑战之一, 每年影响约 10 亿人, 夺走数十万人的生命。近几年发生的影响最大的流感事件是 2009 年的甲型 H1N1 流感。2009 年 4 月 11—23 日, 墨西哥、美国相继出现甲型 H1N1 流感病例, 疫情在数日内扩散至 11 个国家。WHO 在不到两个月时间内将流感大流行警戒级别从 3 级提升到 6 级，这是 WHO 首次发布最高级别的传染病流行警告，意味着甲型 H1N1 流感的全球大流行。截止到 2010 年 8 月 1 日，全球共 214 个国家和地区报道了实验室确诊的甲型 H1N1 流感病例，确诊死亡病例达 18 449 例。2009 年 5 月 11 日，中国内地发生首例确诊甲型 H1N1 流感输入性病例，5 月 29 日广东省发现内地首例二代病例。之后确诊病例陆续增多，并很快扩散至全国各地，于 11—12 月达到高峰。全国 31 个省份累计报告甲型 H1N1 流感确诊病例 128 033 例，死亡 805 例。

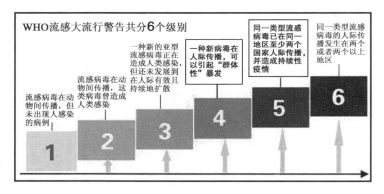

WHO流感大流行警告共分6个级别

流感病毒在动物间传播，但未出现人感染的病例

流感病毒在动物间传播，这类病毒曾造成人类感染

一种新的亚型流感病毒正在造成人类感染，但还未发展到人际有效且持续地扩散

一种新病毒在人际传播，可以引起"群体性"暴发

同一类型流感病毒已在同一地区至少两个国家人际传播，并造成持续性疫情

同一类型流感病毒的人际传播发生在两个或者两个以上地区

流感大流行疫情警告级别

"全军流感监测系统"某五年内对全军 9 个监测点6 000 名战士的血清学检测数据表明，每年每名战士平均感染流感 1~4 次。

（三）流行病学

1. 传染源

流感的传染源主要是病人或隐性感染者。人禽流感的传染源主要为患禽流感或携带禽流感病毒的鸡、鸭、鹅等家禽，特别是鸡。

2. 传播途径

流感的传播途径主要是空气飞沫，但也可通过间接接触传播。人禽流感的传播途径主要是空气飞沫，也可通过密切接触感染的禽类及其分泌物、排泄物、受病毒污染的水等引起呼吸道传播。

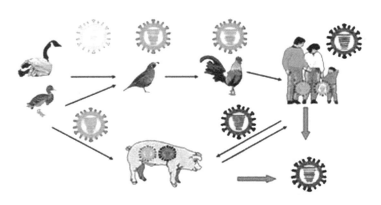

人禽流感传播路线

3. 易感人群

对人类来说，新亚型出现，人类普遍易感。甲型流感流行后，人的免疫力可持续 2 年，乙型流感流行后，人的免疫力可持续 4 年。

4. 流行特征

流感流行广泛，世界各地均可发生。一般甲型流感每2~3年发生一次流行，每10~15年可发生一次世界性大流行。新亚型出现，会引起世界性大流行。

（四）流感的危害

流感如继发细菌性肺炎，病情严重者可引起流感后中毒休克综合征，极少数患者出现血红蛋白尿和肾衰竭。肺炎型流感可致死。重症人禽流感患者病情发展迅速，病死率可达50%以上。

世界性流感大流行，往往造成大规模的人员死亡，给人类带来严重灾难。人禽流感发病人数不多，但病死率高，给社会造成的恐慌很大，大面积宰杀、掩埋、焚烧禽类也造成巨大经济损失。

流行病学专家对我军1.48万名战士抽查发现，在流行季节15天内，流感样疾病的罹患率高达21%，缺勤高达50万人工作日，直接影响部队正常的战备、训练秩序，产生大量非战斗减员，造成部队战斗力下降。

二、临床表现、诊断及治疗

（一）临床表现

1. 流感

临床表现可分为四型，即单纯型、肺炎型、中毒型和胃肠型。

（1）单纯型：最常见，潜伏期一般为 1~3 天，起病急骤，全身中毒症状重，即急起高热、畏寒、显著乏力、头痛、全身酸痛、食欲减退，但呼吸道症状轻。

（2）肺炎型：发病后高热持续不退，迅速出现呼吸困难、发绀、剧咳、泡沫黏液痰或痰中带血等症状，肺无实变体征。患者可因心力衰竭或外周循环衰竭而死亡。病程可长达 3~4 周。

（3）中毒型：中毒型极少见。主要表现为高热、昏迷、说胡话。

（4）胃肠型：胃肠型在儿童中常见，以恶心、呕吐、腹泻、腹痛为主要症状，一般 2~3 天可恢复。

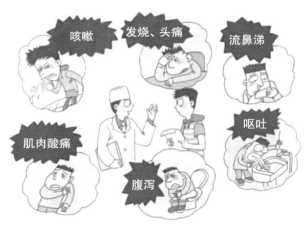

流感的主要症状

2. 人禽流感

人禽流感潜伏期一般为 1~7 天。患者呈急性起病，早期表现类似普通型流感。重症患者可出现高热不退，病情发展迅速，几乎所有患者都有临床表现明显的肺炎，可出现急性肺损伤、急性呼吸窘迫综合征（ARDS）、肺出血、胸腔积液、全血细胞减少、多脏器功能衰竭、休克等多种并发症，可继发细菌感染，发生败血症。

感染 H9N2、H7N7、H7N2、H7N3 者大多预后良好，而感染 H5N1、H7N9 者预后较差。

（二）诊断

对具有疑似临床表现者，取咽拭子等标本进行流感病毒胶体金或核酸检测确诊，区分流感和普通感冒，以便做好后续防控工作。

一图读懂
流感和普通感冒的区别

	流感	普通感冒
致病原	流感病毒	鼻病毒、冠状病毒等
传染性	强	弱
季节性	有明显季节性（我国北方为10月至次年3月多发）	季节性不明显
发热程度	多高热（39~40 ℃），可伴寒战	不发热或轻、中度热，无寒战
发热持续时间	3~5天	1~2天
全身症状	重，头痛、全身肌肉酸痛、乏力	轻或无
病程	5~10天	5~7天
并发症	可合并肺炎、中耳炎、心肌炎、脑膜炎或脑炎	少见

流感和普通感冒的区别

（三）治疗

1. 流感治疗原则

（1）一般治疗：病人应注意休息，多饮水，增加营养，给予易于消化的饮食。要漱口，保持鼻、咽、口腔卫生。

（2）对症治疗：高热头痛者，给予解热镇痛剂；咳嗽者，给予止咳剂；全身中毒症状较重者，可适当应用抗病毒药物，酌情输液。

（3）肺炎型流感的治疗：要注意早期发现，及时治疗，给予输氧，防止心功能不全的发生，继发感染时可酌情使用抗生素。

2. 人禽流感治疗原则

隔离治疗、对症治疗、抗病毒治疗、中医治疗，加强支持治疗和预防并发症，重视重症患者的治疗。对疑似病例、临床诊断病例和确诊病例应进行隔离治疗，应在发病48小时内使用抗流感病毒药物，如神经氨酸酶抑制剂奥司他韦（达菲）等。

三、预防与控制

本着"早发现、早诊断、早报告、早隔离、早治疗"的原则，对流感病人就地隔离治疗，对密切接触者应进行医学观察。切断传播途径，积极开展群众性的爱国卫生运动。

（一）个人预防措施

1. 流感

由于流感是病毒性传染病，没有特殊的治疗手段，因此预防措施非常重要。主要预防措施包括：

（1）保持良好的个人及环境卫生，勤晒衣服和被褥等。

（2）勤洗手，使用肥皂或洗手液并用流动水洗手，不混用毛巾，双手接触呼吸道分泌物后（如打喷嚏后）应立即洗手。

（3）打喷嚏或咳嗽时应用手帕或纸巾捂住口鼻，避免飞沫污染他人。流感患者在家或外出时佩戴口罩，以免传染他人。

（4）均衡饮食，适量运动，充分休息，避免过度疲劳。根据天气变化注意增减衣物，增强自身抵抗疾病的能力。

（5）每天开窗通风数次（冬天要避免"穿堂风"），保持室内空气新鲜。流行季节，可采用紫外线照射30分钟以上等方法进行空气消毒。

（6）在流感高发期，尽量不到人多拥挤、空气污浊的场所；不得已必须去时，最好戴口罩。

（7）在流感流行季节前接种流感疫苗，可减少感染的机会或减轻流感症状。

（8）学习心理卫生知识，提高自己的心理调适能力和心理稳定性，在发生较大流感疫情时以良好心态应对。

2. 人禽流感

除了采取上述流感的防护措施以外，还要注意以下几点：

（1）发生禽类疫情时，尽量减少或避免与禽类接触。接触病禽时应戴手套、口罩，穿防护衣。摘手套后，应严格消毒双手，衣物应彻底消毒。

（2）注意饮食卫生，进食禽肉、蛋类要彻底煮熟，加工、保存食物时要注意生、熟分开；解剖活（死）家禽、家畜及其制品后要彻底洗手。

（3）注意生活用具的消毒处理。禽流感病毒不耐热，100 ℃加热1分钟即可灭活。对干燥、紫外线照射及汞、氯等常用消毒剂都很敏感。

（4）若有发热及呼吸道症状，应戴上口罩，尽快就诊，并告知医生发病前有无外游或与禽类接触史。一旦患病，应在医生指导下治疗和用药，多休息，多饮水。

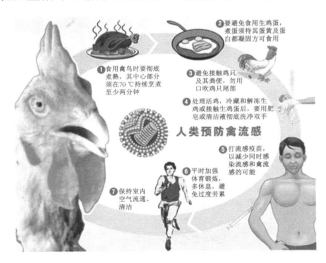

人类预防禽流感

❶ 食用禽鸟时要彻底煮熟，其中心部分须在70 ℃持续烹煮至少两分钟

❷ 要避免食用生鸡蛋，煮蛋须待其蛋黄及蛋白都凝固方可食用

❸ 避免接触鸡只及其粪便，勿用口吹鸡只尾部

❹ 处理活鸡，冷藏和解冻生鸡或接触生鸡蛋后，要用肥皂或清洁液彻底洗净双手

❺ 打流感疫苗，以减少同时感染流感和禽流感的可能

❻ 平时加强体育锻炼，多休息，避免过度劳累

❼ 保持室内空气流通、清洁

预防禽流感的措施

（二）群体防控要求

1. 流感

流感病毒的传染性强，传播快，易造成大流行，要贯彻预防为主、综合性防控措施相结合的原则。

（1）加强健康教育和健康促进。利用墙报、广播、局域网、卫生课等多种形式开展流感预防、消毒等知识的普及教育，培养官兵良好的个人卫生习惯，提高官兵防护意识和自我保健能力，消除不必要的紧张和恐惧心理。

流感疫苗知识问答

问：接种流感疫苗安全吗？有没有副作用？

答：接种流感疫苗是安全的，但如同其他医疗产品一样，流感疫苗也可能会引起不良反应。接种流感疫苗常见的副作用主要表现为局部反应，包括接种部位红晕、肿胀、有硬结、疼痛、有烧灼感等，全身反应有发热、头痛、头晕、嗜睡、乏力、肌痛、周身不适、恶心、呕吐、腹痛、腹泻等。这些不良反应通常是轻微的，并且一般会在几天内自行消失，极少出现重度反应。

我国原有的3价流感疫苗和新近上市的4价流感疫苗均为肌肉注射的灭活疫苗，4价流感疫苗和3价流感疫苗在安全性上没有差别。国产的流感疫苗和进口流感疫苗相比，安全性也没有显著差别。

接种流感疫苗的安全性

（2）防止传染源输入部队。经常向驻地卫生防疫机构

了解疫情。驻地发生流感流行时，应尽量减少外出。对外出归队与临时来队人员要进行医学观察。对来自流感流行区的新兵应严格执行检疫措施。部队离开营区执行任务时，应做好卫生流行病学侦察，并采取相应防护措施以防流感传入部队。

（3）及时发现与管理部队内的传染源。注意监测部队中流感发病动态。特别是在流感流行季节，旅、营军医应对每日门诊中的上呼吸道感染病人进行专门登记统计。上呼吸道感染人数有上升的趋势时，应引起警惕。所有疑似流感病人或不能排除流感时，要按流感处理，隔离患者，检疫接触者。发现疫情后迅速报上级行政领导和卫生业务部门。

（4）加强行政生活管理。暂停集会和集体娱乐活动，避免流感传播。科学组织部队训练、施工等活动，注意劳逸结合；改善营养，保证热食，开展体育锻炼提高机体抵抗力，减少发病。搞好营区环境卫生、厨房卫生、个人卫生，采用湿法打扫卫生。合理安排床位，防止拥挤。冬季做好防寒保暖工作，防止室温剧烈变化。

（5）特别加强对服务部门工作人员、医护人员的卫生管理和医学观察，发现疑似流感病人要及时予以隔离治疗。

（6）注意通风消毒。流感流行期间，注意保持教室、宿舍、食堂等场所的空气流通，经常开窗通风。每天通风不少于2小时。室内自然通风不良时，采用机械通风。尽量不使用空调，如确要使用中央空调和分体空调，应先请专业消毒公司清洗和消毒空气滤网、管道再使用，并保证足够的新风量。必要时进行空气消毒，可采用2%过氧乙酸（8 g/m³）或含氯制剂进行喷雾，密闭消毒30分钟。

（7）预防接种及预防性服药。在疾控部门的指导下，根据实际情况让高危人群优先接种疫苗，或经申请批准后集体接种流感疫苗。必要时服用预防性药物如奥司他韦等，也可选中药（方剂或合剂）进行预防。

2. 禽流感及人禽流感

除了采用上述流感的防护措施以外，还要注意以下几点：

（1）部队营院内（农场除外）严禁饲养各种家禽及鸽子等。必要的养禽单位须开展对禽类的疫情监测，严格执行消毒隔离措施。尽量避免野禽和家禽的密切接触，注意保持水源的清洁卫生，并给予家禽适当的疫苗接种。必要时预防性给药，预防禽流感的发生。一旦确定发生禽流感，必须立即采取封闭隔离、同群扑杀的措施。

（2）转运、治疗、护理人禽流感患者应有效佩戴医用防护口罩，降低病毒通过气溶胶在人之间传播的可能性。病室坚持定时开窗通风，保持空气流通，必要时实施空气消毒。

（3）病人的体液、分泌物和排泄物须消毒处理后才能排入城市污水处理系统。对被血液、体液、分泌物和排泄物污染的医疗仪器设备等必须进行彻底消毒，可选用热力杀菌、环氧乙烷或化学消毒剂浸泡消毒。

（4）对禽、蛋类食品的购买、加工进行严格管理。

（三） 流行期间综合性预防措施

对部分重点场所、公用物品进行消毒处理，可进行物体表面消毒和空气消毒。经常开窗通风换气，保证室内空气流通。加强宣传教育，保持个人卫生，避免接触患者。保证良好的饮食、规律的锻炼和充足的休息。在暴发初期，对高危人群，尤其是对疫苗过敏者或可能已被感染者（如密切接触者），应及时（48 小时内）服用抗流感病毒药物或进行流感疫苗应急接种。进行疫点调查处理的人员应做好个人防护工作，应戴口罩、帽子，穿防护衣、鞋套等，可服用金刚烷胺、奥司他韦等流感预防药物。对疫区进行消毒处理，避免人群集聚，隔离病人。

四、知识问答

1. 流感的易感人群是哪些？

人群普遍易感，病后有一定的免疫力。感染率最高的通常是青少年。

一些特定人群感染流感病毒后，较易发展为重症病例，如：① 妊娠期妇女；② 伴有以下疾病或状况者：慢性呼吸系统疾病、心血管系统疾病（高血压除外）、肾病、肝病、血液系统疾病、神经系统及神经肌肉疾病、代谢及内分泌系统疾病、免疫功能抑制（包括应用免疫抑制剂或 HIV 感染等致免疫功能低下）及集体生活于养老院或其他慢性病疗养机构的被看护人员、19 岁以下长期服用阿司匹林者；③ 肥胖者［体重指数（BMI）>30，BMI＝体重（kg）／（身高×身高）（m²）］；④ 年龄<5 岁的儿童（年龄<2 岁更易发生严重并发症）；⑤ 年龄≥65 岁的老年人。

2. 怎样预防禽流感？

发生禽类疫情时，尽量减少与禽类接触。接触病禽时应戴手套、口罩、穿防护衣。摘手套后，应严格消毒双手，衣物应彻底消毒。注意饮食卫生，进食禽肉、蛋类要彻底煮熟，加工、保存食物时要注意生、熟分开；养成良好的卫生习惯，搞好厨房卫生，不生食禽肉和内脏，解剖活（死）家禽、家畜及其制品后要彻底洗手。注意生活用具的消毒处理。若有发热及呼吸道症状，应戴上口罩，尽快就诊，并切记告诉医生发病前有无外游或与禽类接触史。一旦患病，应在医生指导下治疗和用药，多休息，多饮水。

第五章

腺病毒感染

——不容小觑的"小感冒，大肺炎"

春节前夕，新兵小王突发高热，伴有咳嗽、咽痛，小伙子仗着平时身体素质不错，到卫生队拿了些感冒发烧药，心想吃点药回宿舍休息休息就好了。第二天，同宿舍的小张也"中招"了，出现相同症状。几天后，一个宿舍病倒了一半。连长说："感冒能有多大事？轻伤不下火线！"于是，"感冒病号"们仍在容纳两千多人的密闭大礼堂内集体观看"迎新春文艺汇演"，演出前战士们还列成两排"面对面"近距离吼口号、拉歌，场面相当壮观。再几天后，疫情开始迅速蔓延，几十例、上百例、数百例病例开始涌现，症状均表现为发热、咳嗽、咽喉肿痛、全身酸痛，不少人员甚至出现肺炎。一时间，官兵恐慌，医院超负荷运转并趋于瘫痪，重症病人越来越多……卫生防疫部门介入后，确认为一起呼吸道腺病毒感染疫情，并迅速采取有效的隔离预防及控制措施。因前期暴露人群过多及防控措施末端落实问题,疫情历时一个多月才被遏制住。近年来,部队院校、新兵营等已出现过数十次这样大规模的腺病毒感染疫情!有的时候发病率高达39.9%,一次性隔离6 000多人;甚至发生因腺病毒肺炎而死亡的惨痛教训。腺病毒感染极大地威胁着广大官兵的身体健康,影响部队战斗力。

一、简介

人群腺病毒感染相当普遍,全球各个国家和地区都有腺病毒暴发流行的报道。各地的暴发主要集中在高度密闭、拥挤和潮湿的环境,如军营(尤其是入伍新兵营)、寄宿制学校、托幼机构、养老院等。腺病毒可引起人类呼吸道、胃肠道、泌尿系统、心肌等感染,但以引起呼吸系统感染最为常见。患者主要以发热、干咳、咽痛等症状为主,伴有头痛、乏力、食欲减退等。有20%~40%的患者可发展为病毒性肺炎。少数患者可发展为重症肺炎,出现明显呼吸困难、胸闷、心率快、血压下降等情况。

(一)病原特点

目前腺病毒共有100多个血清型,其中对人类致病的有7个亚群/血清组(A—G),囊括57个血清型,可侵犯呼吸道、眼结膜、心肌、胃肠道及泌尿道等多种组织器官。其中B亚群/组腺病毒3、7、11、14型与人类呼吸道疾病关系密切。腺病毒3型、7型是我国目前主要的暴发流行型别,多通过呼吸道飞沫传播和近距离接触传播,各年龄组均可感染。腺病毒 55 型是 2010 年鉴定出的新型腺病毒，由腺病毒 11 型与 14 型基因重组而成，有 20%~40%的感染者发展为病毒性肺炎，临床表现除发烧、咳嗽、喉咙痛等上呼吸道症状外，还伴随肺部 X 线照射下浸润增加等下呼吸道病征。

（二）流行概况

我国腺病毒疫情流行曾极其严重，如华北、东北、西北在 1958—1963 年都发生过大规模的婴幼儿腺病毒肺炎流行，其中 1958 年初次大流行时，住院病人病死率高达 25%，后续几年经中西医结合治疗后，病死率降至 10% 左右。近年来，国内发生多起具有社会影响的成人腺病毒局部暴发流行疫情，有数百上千人的群体性感染疫情，也有重症肺炎和死亡病例。一般而言，腺病毒的感染率从南方向北方呈逐渐升高的趋势，据报道，腺病毒肺炎在北京占病毒性肺炎的 20%~30%。腺病毒已成为上呼吸道感染的常见病原，应引起社区和基层医疗卫生机构的高度警惕。

腺病毒感染一直是美军新兵集训中流感样病例疫情的重要组成部分。据美军 20 世纪 60 年代统计数据显示，10%的新兵因腺病毒感染需入院治疗，新兵肺炎患者中 90%是由腺病毒感染所致。据美军统计，自 2007 年后，所有腺病毒感染死亡病例均为腺病毒 14 型感染所致。我军具有与美军类似的腺病毒流行特征。20 世纪我军已有腺病毒 3 型、4 型和 7 型的聚集性疫情暴发，但多不严重。近几年，我军不断出现腺病毒疫情，如山西某部首次暴发了腺病毒 55 型感染疫情，其中多数感染者为刚入伍新兵。随后在河北保定、辽宁旅顺、湖北襄阳、甘肃敦煌、浙江嘉兴、上海宝山等地陆续发生多起腺病毒聚集性疫情，罹患率达到 12.6%~35%。

（三）流行病学

1. 传染源

最主要的传染源是腺病毒感染患者和隐性感染者。患者一般在潜伏期末至发病初期传染性最强。

2. 传播途径

腺病毒有多种传播方式，包括呼吸道飞沫传播、消化道传播，还有通过眼分泌物传播等密切接触传播、经游泳池水传播、医源性传播等。其中，3 型、7 型多通过呼吸道飞沫和近距离接触传播。

3. 易感人群

所有年龄段人群对腺病毒易感，6 个月以上的婴儿和学龄儿童、免疫功能低下者和接受器官移植者更容易感染，是腺病毒感染的高危人群。约有一半人感染后没有任何症状，但有传染性。病后可获得长期持续的特异性免疫力，同型腺病毒引起第二次发病的情况罕见。

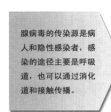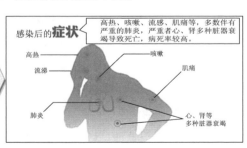

腺病毒传播方式和主要症状

二、临床表现、诊断及治疗

（一）临床表现

腺病毒感染在临床上很常见，一年四季均可流行。不同的腺病毒血清型具有不同的靶器官趋向性，导致了广泛的临床表现疾病谱。腺病毒通常侵犯人体上呼吸道、下呼吸道，以及眼结膜、胃肠道、泌尿生殖道等，导致急性感染性疾病，并出现相应的临床表现。

1. 呼吸道感染

腺病毒进入人体后，最易导致呼吸道感染，主要表现为隐性感染、腺病毒急性上呼吸道感染、腺病毒肺炎，少数可发展为重症肺炎（伴发Ⅰ型呼吸衰竭）。典型症状是咳嗽、鼻塞和咽炎，同时伴有发热、寒战和肌肉疼痛等。潜伏期为 3~8 天。

（1）隐性感染：无任何临床症状，但具有传染性，仅流行病学调查或全员筛查时被发现。

（2）腺病毒急性上呼吸道感染：这是腺病毒感染的主要表现形式。腺病毒引起的急性上呼吸道感染常在军队的新兵中流行，多因突然紧张、训练劳累或人员聚集所致，常由腺病毒 4 型和 7 型引起，也可见于 3 型。多数病例以急性发热起病，轻者微热（体温<37.5 ℃），重者体温可达 41 ℃。患者同时伴有咳嗽、咳痰（主要为白痰，少数为黄痰），不同程度咽部不适、咽痛、乏力、恶心、食欲减退；

少数有头痛、头晕；个别患者出现腹泻。大部分患者可见咽部充血，咽后壁淋巴滤泡增生；部分患者有不同程度的扁桃体肿大，表面可见点片状灰白色分泌物；双侧颈部淋巴结有绿豆至黄豆大。病程1~14天（平均5~7天），常呈自限性（即不需要任何治疗也可自行康复）。

（3）腺病毒肺炎：下呼吸道感染通常由上呼吸道感染加重发展而来，腺病毒进一步侵入支气管和肺黏膜，引起急性支气管炎和腺病毒性肺炎，20%~40%的患者发展为腺病毒肺炎。另有数据统计，有约50%的腺病毒55型感染者可发展为腺病毒肺炎。临床表现为患者体温突然升高，多数患者有持续高热，可持续7~10天，且在38.5℃以上，有些患者在发病4~5天即可达到40℃以上。咳嗽症状逐渐加重，咽部症状明显，同时可伴呼吸急促、胸闷。患者可在发病3~6天后出现频繁咳嗽、胸口憋闷、喘不上气等症状，并可有面色苍白、精神萎靡等。胸部X线片或CT检查发现肺部病变，肺部听诊基本无干湿啰音。

特别需要警惕的是，另有极少部分患者无发热，仅有咳嗽、咽痛、咽部充血、咽后壁淋巴滤泡增生，而影像学检查发现肺部病变（因此有条件时建议对患者周围人群进行全员肺部影像学筛查）。还需高度警惕的是，少数发展为重症肺炎的患者，除肺炎症状以外，还会出现持续高热、呼吸困难、胸闷、心率加快、血压下降等表现，危重患者可出现休克、呼吸衰竭、弥散性血管内凝血等。

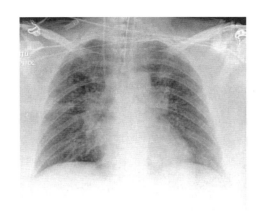

腺病毒肺炎的影像学表现

2. 其他感染

由于腺病毒有多种型别，不同型别可引起不同部位的感染。例如，8 型、19 型及 37 型腺病毒可引起流行性角膜结膜炎，腺病毒 3 型和 7 型在夏季还可导致急性咽结膜热，而腺病毒 40 型和 41 型可导致胃肠道感染，腺病毒 11 型及 21 型可引起泌尿生殖道感染等。

（二）诊断

根据流行病学史、临床症状和体征、一般实验室检查、肺部影像学检查做出临床诊断。结合病原学检测阳性，排除其他表现类似的疾病，可确定诊断。

（三）治疗

目前尚无特异性针对腺病毒的治疗方法。临床上应以对症支持、提高机体免疫力和针对并发症的治疗为主。

1. 一般治疗与病情监测

（1）护理：卧床休息，保持室内空气新鲜，环境安静整洁，加强通风，避免交叉感染。加强对病人的护理，及时清除痰液，保持呼吸道通畅，对有轻度呼吸困难者，应早期给予吸氧。合理控制饮食，保证足够的能量摄入，加强营养。

（2）监测：注意维持水、电解质平衡，密切观察病情变化。定期复查血常规、尿常规、血电解质、肝肾功能、心肌酶谱、T淋巴细胞亚群（有条件时）和胸部影像学检查等。必要时进行血气分析检查。

2. 对症治疗

（1）降温：发生腺病毒性肺炎时，患者体温可高达39.5～42 ℃，应及时给予降温及镇静治疗。体温高于38.5 ℃时，给予头部冰敷、冰枕、酒精擦浴、降温毯等物理降温措施，或用比体温低2～3 ℃的温水浴。效果不佳者可予化学药物降温。

（2）止咳：咳嗽剧烈者可给予镇咳药。

（3）补液：大量出汗或呕吐严重者，应注意补充液体，及时纠正水、电解质失衡。

（4）抗感染：出现眼部感染者，可使用吗啉双胍、碘苷或聚维酮碘等抗病毒滴眼液滴眼。轻型病例应避免使用类固醇，因为停用类固醇后，症状通常会复发。在更严重的角膜炎病例中，少量局部类固醇可与睫状肌麻痹剂共同使用。可给予局部抗菌药以预防混合细菌感染。

3. 抗病毒治疗

目前尚无具有循证医学证据的有效抗病毒药物。可考虑使用以下药物，早期应用这些药物可能有缩短病程、减轻症状的作用。

（1）利巴韦林静脉滴注，0.4~0.6 克/次，1 次/12 小时，或超声雾化吸入，5~7 天为一疗程。个别患者使用利巴韦林可能会出现恶心、呕吐等消化道症状，敏感体质者可致轻度溶血性贫血。

（2）干扰素喷鼻剂喷鼻腔，一天 4 次。

（3）高纯度、高效价腺病毒马血清注射，第 1 天用 6 mL，第 2 天用 4 mL，第 3 天用 2 mL，治疗早期腺病毒性肺炎有较好的效果，降温快，症状消失早，后遗症少，但需要注意血清反应。

4. 糖皮质激素治疗

糖皮质激素治疗可抑制过强的免疫病理反应，减轻严重的炎症病理损伤。符合下列之一者可考虑应用糖皮质激素：① 持续高热≥39 ℃，同时肺部影像学出现多发或大片实变和/或阴影，短期内进展迅速；② 有明显呼吸窘迫，达到急性肺损伤或 ARDS 诊断标准。

5. 其他治疗

早期可使用连花清瘟胶囊、银黄类制剂等口服中药制剂，胸腺肽、丙种免疫球蛋白等非特异性免疫增强剂可酌情使用；对合并细菌感染者，根据病原可使用阿奇霉素或第三代头孢菌素等抗菌药物。

少数腺病毒肺炎病例病情急剧进展，对重症患者必须严密动态观察，加强监护，及时给予呼吸支持，合理使用糖皮质激素，加强营养支持和器官功能保护，注意保持水、电解质和酸碱平衡，预防和治疗继发感染，及时处理合并症。

三、预防与控制

1. 个人预防措施

（1）个人卫生。养成良好生活习惯，勤洗手，勤晒被褥，保持室内卫生。

（2）防寒保暖。冬季外出训练或户外活动时着装须足够御寒。

（3）开窗通风。每日早、中、晚通风 3 次，每次至少30 分钟。

（4）增强体质。加强营养、合理膳食，高蛋白、高维生素饮食；按时作息，保证足够休息时间；加强体育锻炼，保持良好体力。

（5）减少接触。避免到人群聚集性场所，避免接触可疑病例，室外活动时人员间距 2 米以上。

（6）预防服药。感染患者较多的部队，可组织集体预防服药。口服板蓝根冲剂、连花清瘟胶囊或重组人干扰素 ω 喷雾剂喷鼻腔 3 至 5 天进行预防。

（7）学习心理卫生知识。提高自己的心理调适能力和心理稳定性，在发生疫情时以良好心态应对。

2. 群体防控要求

（1）日常管理。实施封闭式管理，控制人员流动，停止大型集会，减少室内集中活动和集体洗澡。实行食堂错时或分批就餐，就餐时采取同向就座方式，实行分时段错时洗漱、上卫生间。

（2）消毒通风。每天用含氯制剂擦拭桌面、门窗、地面等。宿舍、走廊等空间采用过氧化氢或含氯消毒剂喷洒，或者0.2%过氧乙酸气溶胶喷雾或4%浓度熏蒸消毒，每天2次，每次半小时，然后开启门、窗彻底通风。

（3）营养保暖。加强战士营养、合理配餐，提供高蛋白、高维生素饮食；注意防寒保暖，被褥及外出训练着装足够御寒，运动出汗后及时更换衣服。

（4）监测报告。启动营区"日监测"和"日报告"制度，实行全员每日3次体温监测。

（5）预防服药。患者较多的部队，可组织集体预防服药。

（6）健康教育。加强宣传引导，教育官兵认清疾病可防、可控、可治的本质；适当增加娱乐活动，舒缓精神压力；开展心理疏导，消除恐慌情绪。

四、知识问答

1. 为什么腺病毒易在部队流行？

（1）新兵普遍对引发疫情的腺病毒流行株缺乏免疫力

（即普遍易感）。进入部队后，环境改变、对营区的自然条件不适应、居室密闭、接触频繁、身心压抑、卫生习惯不佳、气候条件变化等多种因素的共同作用，极易诱发腺病毒感染疫情的暴发。

（2）人员密度高，新兵入营后训练强度大、训练时间长、心理压力大等情况导致抵抗力下降，也促进了疾病的传播。上述因素易导致发病率上升，而群体活动较多又增加了疫情扩散的风险。

（3）目前没有特异性腺病毒疫苗也是重要原因之一。

2. 腺病毒感染有哪些流行特点？

腺病毒感染在季节上没有特殊的流行规律，可常年流行。冬季和春季（尤其是在春节前后）高发的原因，主要是春节期间人群流动性相对较大，聚集性活动（如大型联欢演出及排练、集体文娱活动）频繁，增加了易感人群感染的风险。夏季流行的主要原因是在游泳池内游泳引起感染。

第六章

流行性脑脊髓膜炎

——能 24 小时内致命的"发热、头痛、呕吐"

近年来，部队和地方院校发生了多起流脑疫情。曾有新兵起病急骤、高热，因旅医院（卫生队）延误送诊等，24 小时内死亡的惨痛教训。也有病例因抢救不及时，造成败血症而截肢，致伤致残，触目惊心！什么是流脑，怎样传播，症状怎样，一系列的问题随之而来。

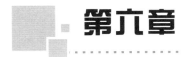 一、简介

流行性脑脊髓膜炎简称"流脑"，是由脑膜炎双球菌引起的化脓性脑膜炎。该病冬春季多发，儿童发病率高，一般呈散发状态，但人群免疫力下降、人口流动、流行菌群或耐药性改变时，可引起暴发或流行。一般症状表现为突然高热、剧烈头痛、频繁呕吐、精神不振、皮肤瘀点、颈

项强直，重者可出现昏迷、抽搐等症状。流脑一般多发于15 岁以下的儿童或新兵营，病情常分为普通型和暴发型，暴发型患者常在 24 小时内死亡。因其隐蔽性极高，常常被人们误认为普通感冒，从而耽误了诊疗，以致危及生命。

（一）病原特点

脑膜炎双球菌对环境抵抗力弱，如对日光、寒冷、干燥及消毒剂极为敏感，低于 35 ℃、加温至 50 ℃或一般的消毒剂处理极易使其死亡。脑膜炎双球菌分为多个血清群，每群又可分若

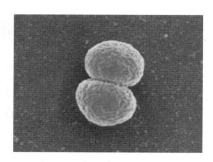

脑膜炎双球菌显微形态

干血清型。A、B、C 群占 90%以上，我国流脑发病以 A 群引起的最多，但 B 群 2 型致病力最强，C 群有上升趋势并曾在安徽引起局部流行。

（二）流行概况

流脑遍见于世界各国，呈流行性或散发性发生，尤以赤道以北的中部非洲国家为甚，呈地方性流行，称为"脑膜炎地带"。我国的西藏、贵州、新疆、重庆和四川，是当前控制流脑工作的重点地区。流脑以往是部队中常见的传染病之一，战时更易流行。国外统计报告显示，75 次流脑流行有 39 次发生在部队，在部队中以新兵发病率较高，为老兵的 10~16 倍，患者中半数以上发生在入伍 3 个月以内，

军龄超过 1 年者较少。流脑在我军中每年也有少量发生，如防治不当、不及时，也会对战斗力造成损害。

（三）流行病学

1. 传染源

人是唯一的传染源，包括健康带菌者和患者。患者从潜伏期末开始至发病 10 天内具有传染性。带菌者的带菌期限或为短期数周间歇带菌，或为慢性长期带菌，可长达数月至数年。

流行性脑脊髓膜炎如何传播

流行性脑脊髓膜炎

传染源

带菌者

流脑病人

易感性

人群普遍易感

以5岁以下儿童尤其是6个月~2岁的婴幼儿发病率最高。在流行年，发病人群可向高年龄组移动

传播途径

病原菌主要通过说话、咳嗽、打喷嚏等经飞沫直接在空气中传播

密切接触如同睡、怀抱、喂奶、接吻等对2岁以下婴幼儿感染本病有重要意义

流行特征

全年可发生

多发生在11月至次年5月，3—4月为高峰期

流脑传染源、传播途径及传播特点

2. 传播途径

病原菌存在于患者或带菌者的鼻咽分泌物中，主要借飞沫传播。在空气不流通处 2 米以内的接触者均可因吸入

从带菌者呼吸道飞出的含有流脑病菌的飞沫颗粒而感染。病原菌在环境中抵抗力差，通过物品间接接触传播的机会少。居住环境通风条件差、空气浑浊是引起流脑传播、暴发的重要原因。

3. 易感人群

人群普遍易感，尤其以6个月至2岁的婴幼儿发病率最高。在流行年，发病人群向高年龄组移动。人感染后可对该群病原菌产生持久免疫力，各群间有交叉免疫，但不持久。本病隐性感染率高，易感人群感染后，60%～70%为无症状带菌者，约30%为上呼吸道感染型和出血型，仅约1%为典型流脑表现。流行区的新兵集结期间和新兵卫生检疫期内容易发生流脑感染和流行。

4. 流行特征

流脑的流行有明显的季节性和周期性，冬春季发病率高。据统计，每年的3—4月，流脑的发病量占全年的60%左右。该病发病的群体性特征明显，常常暴发于部队、学校、幼儿园等人员密集单位。

（四）流脑的危害

在使用抗菌药物治疗以前，流脑病死率在70%左右。在使用抗菌药物治疗以后，病死率降至5%～15%，甚至低于5%。暴发型流脑病程凶险，预后较差。2岁以下婴幼儿及高龄患者预后较差。治疗较晚或治疗不彻底者预后不良，且易有并发症及后遗症发生。

二、临床表现、诊断及治疗

（一）临床表现

潜伏期 1~7 天，一般 2~3 天。流脑发病初期类似感冒，表现为流鼻涕、咳嗽、头痛、发热等。病菌进入脑脊液后，头痛加剧，出现嗜睡、颈项强直、喷射样呕吐和昏迷、休克等危重症状。由于流脑临床类型较多，有些病人最初仅表现为上呼吸道感染症状，不容易引起重视。因此，在该病流行期间，如果发现有不明原因的发热、头痛、咽喉疼痛等症状，应及时到医院就诊，以便早发现、早治疗。流脑通常分为普通型和暴发型。

1. 普通型

普通型流脑约占全部病例的 90%。病程可分为上呼吸道感染期、败血症期和脑膜炎期，但由于起病急、进展快、临床常难以划分。

（1）上呼吸道感染期：大多数病人并不产生任何症状，部分病人有咽喉疼痛、鼻咽黏膜充血及分泌物增多等症状。

（2）败血症期：病人常无前驱症状，突起畏寒、高热、头痛、呕吐、全身乏力、肌肉酸痛、食欲缺乏及神志淡漠等毒血症症状。

（3）脑膜炎期：大多数败血症患者于 24 小时左右出现脑膜刺激征，此期持续高热、头痛剧烈、呕吐频繁，感觉皮肤过敏、怕光、狂躁及惊厥、昏迷。血压可增高而脉搏减慢。脑膜的炎症刺激表现为颈后疼痛、颈项强直、角弓反张、克氏征及布氏征阳性。

2. 暴发型

少数病人起病急骤，病情凶险，如不及时抢救，常于24小时内甚至6小时之内危及生命，此型病死率高达50%，婴幼儿可达80%。

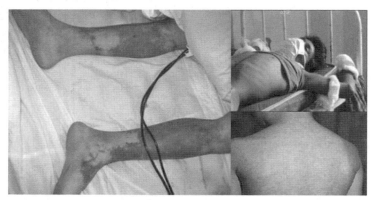

流脑典型症状——瘀点、瘀斑、颈项强直

（二）诊断

流脑诊断标准如下。

（1）疑似病例：冬春季节发病，1周内有流脑患者密切接触史，或当地有本病发生或流行；出现发热、头痛、呕吐、脑膜刺激征等表现。血常规检查：白细胞总数、中性粒细胞计数明显升高。脑脊液检查：外观浑浊米汤样或脓样，压力增高；白细胞数明显增高，并以多核细胞增高为主；糖及氯化物明显减少，蛋白含量升高。

（2）临床诊断病例：同时符合疑似病例以及皮肤、黏膜出现瘀点或瘀斑。

（3）确诊病例：疑似或临床诊断基础上，具有下述任一项即可确诊。

① 病原学：瘀点（斑）组织液、脑脊液涂片，可在中性粒细胞内见到革兰阴性肾形双球菌；或脑脊液、血液培养脑膜炎奈瑟菌阳性；或检测到脑膜炎奈瑟菌特异性核酸片段。

② 血清、免疫学：急性期脑脊液、血液检测到特异性抗原；或恢复期血清流脑特异性抗体效价较急性期呈 4 倍或 4 倍以上升高。

（三）治疗

治疗原则包括病原治疗、一般治疗和对症治疗。

1. 病原治疗

尽早足量应用可透过血脑屏障的敏感抗菌药物进行治疗，常用青霉素和氯霉素，疗程 5~7 天；对青霉素和氯霉素过敏的患者可使用第三代头孢菌素，疗程 7 天。应注意多重耐药菌感染。

2. 一般治疗

早期诊断、就地隔离、密切监护是本病的治疗基础。患者应卧床休息，保证每日补液量，保持口腔卫生，做好皮肤护理，防止发生并发症。

3. 对症治疗

对高热者进行物理降温或药物降温；迅速纠正休克；

对怀疑有弥散性血管内凝血者应及早使用肝素；对有明显毒血症症状者使用肾上腺皮质激素；发现患者有脑水肿时及早进行脱水治疗以预防脑疝；同时保持患者呼吸道畅通，注意监测心肾功能。

三、预防与控制

流脑的预防应采取以接种疫苗为主的综合防治措施，重点预防的对象是易感人群。同时，开展群众性的卫生运动，清扫周围环境，保持室内卫生，注意通风、换气、勤晒衣被。加强体育锻炼和营养，增强体质，提高机体抵御疾病的能力。宣传防治流脑的科普知识，增强基层群众和部队官兵预防流脑的意识，使病人能得到早发现、早报告、早诊断、早隔离治疗，并使疫点得到早处理。坚持做好流脑流行病学的监测。

（一）个体预防措施

流脑的预防主要是注意通风，保持个人卫生，多晒太阳，合理饮食。

1. 培养良好的个人卫生习惯

经常用肥皂和流动水洗手，不用公用毛巾，不混用毛巾，增强自我保护意识。注意个人饮水卫生和食品卫生。尊重自然规律，保护生态环境，禁止食用野生动物。

2. 增强自我抵抗疾病的能力

注意加强营养，均衡饮食，加强户外锻炼，注意劳逸结合，避免过度劳累；注意根据天气变化增减衣物。

3. 经常开窗换气，确保室内空气流通

传染病流行季节，可采用醋酸等弱酸性物质进行空气消毒。保持空调设备的良好性能，并经常清洗隔尘网，勤打扫卫生，勤晒衣服和被褥等。

4. 出现流脑疫情时，尽量不要到医院探视传染病病人

探视时必须戴医用防护口罩，尽量缩短探视时间；最好隔窗探视。应避免前往空气流通不畅、人员密集的公共场所。

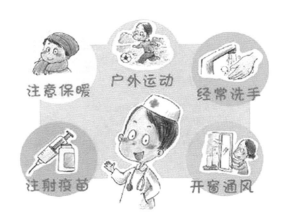

几种流脑预防措施

（二）群体防控要求

1. 健康教育

开展健康教育工作，向官兵普及呼吸道传染病的预防措施，了解流脑的基本知识和防护要求，提高广大官兵预

防疾病的意识及自我防护能力。

2．流行病学侦查和疫情监测

部队进入新地区须对当地流脑流行情况、传播因素等进行侦查，进驻后对部队内外疫情进行监测，适时采取有效防治措施。

3．落实部队日常卫生制度

要定期检查监督各项卫生制度的落实，如个人卫生、营区卫生、厕所卫生、粪便和垃圾的卫生管理、食堂卫生、食品加工和原料存贮卫生、水源卫生、畜圈卫生管理等。

4．疫苗接种

按规定及时地、一个不漏地对新兵进行流脑疫苗接种。

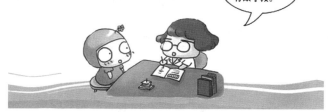

流脑疫苗的种类

A 群流脑疫苗：为基础免疫接种流脑疫苗时必须使用的疫苗。
A+C 群流脑疫苗：为加强免疫接种流脑疫苗时必须使用的疫苗。

注射流脑疫苗是预防流脑的有效手段。

接种流脑疫苗

（三）流行期间综合性预防措施

大力宣传卫生防病知识，让官兵和群众了解此病的特点，及时发现，及时就医。发现病人，立即隔离，防止病菌扩散传播。及时对疫点进行消毒处理，要做好环境卫生、个人卫生，保持通风。对空气进行消毒，经常翻晒衣被。注射"吸附流脑菌苗"，对预防流脑有一定效果。

四、知识问答

1. 导致流脑的社会因素有哪些？

人们不良的生活习惯（随地吐痰等）、生活方式（室内空气不流通等）及疫苗预防接种不及时、人口流动等都是造成流脑流行的重要原因。

2. 发生流脑疫情时，我们应该怎么做？

发生流脑疫情后，要及早采取隔离、救治、防护措施。对密切接触者立即进行预防性服药，对家属区 15 岁以下未免疫的儿童应急接种疫苗。及时对疫点进行消毒处理，如疫情发生在军营、学校等人群密集场所，要做好环境卫生、个人卫生，保持通风。实行晨检、午检，尽早发现疑似病人。一旦发生流脑流行，应劝阻大型集会、走亲访友或探视病人，可酌情暂时停课和训练。

第七章

麻疹

——"欺负"小孩，也不"放过"成人

麻疹是一个"古老"
的疾病，早在公元 196—
220 年，我国东汉著名医学
家张仲景在《金匮要略》
中就有关于麻疹的描述。麻
疹传染性极强，在麻疹疫苗
使用前，有"出生必出麻"
之说，每年估计造成全球
260 万人死亡。即便是在麻
疹减毒活疫苗广泛使用的今

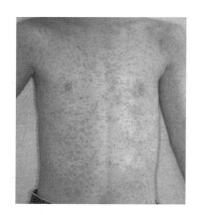

麻疹主要临床表现

天，麻疹仍是发展中国家儿童的主要死因。我国于 1965 年
自行研制了减毒活疫苗并开始普遍接种，这使麻疹的发病
率和死亡率大幅度降低。但是近年来，麻疹卷土重来。
2019 年 2 月初，WHO 发布信息，欧美地区以及日本、菲律

宾、马达加斯加、新西兰等多国暴发疫情，其中菲律宾
2018 年、2019 年共确诊 3 万多人。目前，我国麻疹疫情形
势严峻，而且麻疹高发年龄从 1~5 岁的幼儿，扩展到 8 个
月以下的婴儿和 20 岁以上的成年人。

一、简介

麻疹是由麻疹病毒引起的急性呼吸道传染病，是世界
上传染性最强的疾病之一，所有未接种麻疹疫苗的人都可
能感染麻疹，其中大部分为婴幼儿和青壮年人群。麻疹的
初起症状很像感冒，有发烧、流鼻涕、流眼泪、咳嗽、眼

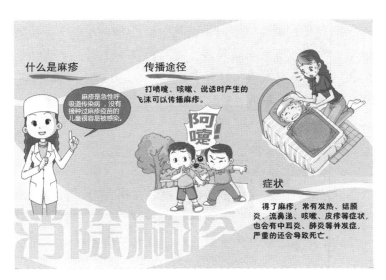

麻疹的基本知识

结膜充血等症状，一般发热 3 日左右后出疹，有"烧三天，疹三天，退三天"之说。单纯麻疹预后良好，重症患者病死率较高。

（一）病原特点

麻疹病毒在外界存活力不强，对干燥、日光、高温均敏感，紫外线、过氧乙酸、甲醛、乳酸和乙醚等对麻疹病毒均有杀灭作用，但病毒在低温条件下能长期生存。

（二）流行概况

1980 年全球开始大规模接种麻疹疫苗，麻疹发病率迅速下降。2015 年日本和 2016 年美洲地区，先后宣布消灭麻疹。但是好景不长，"消除麻疹"仅仅三四年，其又卷土重来。2018 年，菲律宾共确诊麻疹 1.8 万例；马达加斯加报告发现 6.8 万余例麻疹病例，其中死亡 926 人；日本感染麻疹人数为十年来同期最多；英国确诊 913 例，是前一年的 3 倍多；美国麻疹病例翻了 6 倍，达 791 例，"重灾区"华盛顿州因此宣布进入紧急状态。中国香港 2019 年也报告多起麻疹感染病例。

（三）流行病学

1. 传染源

麻疹患者是唯一的传染源，患者在出疹前、后 5 天均有传染性。麻疹减毒活疫苗使用后，发病率已下降，但因免疫力不持久，故发病年龄后移。目前发病者在未接种疫苗的学龄前儿童、免疫失败的十几岁儿童和青年人中多见，甚至可形成社区内的流行。

2. 传播途径

麻疹主要通过空气飞沫和直接接触传播，可轻易通过已感染者咳嗽和打喷嚏传染他人，即经唾液或鼻腔分泌物传播，还会通过眼睛结膜感染；也有衣物、生活用品等间接传播，但比较少见。

3. 易感人群

人群普遍易感，易感者接触麻疹患者后约90%被感染。病后有持久的免疫力。成人多因儿童时患过麻疹或接种过麻疹疫苗而获免疫力。6个月内婴儿可受母体抗体的保护。但由于麻疹疫苗接种后，麻疹的自然感染率下降，育龄妇女抗体水平降低，对婴儿的保护能力也下降。

4. 流行特征

发病季节以冬春季为多，但全年均可有病例发生。流动人口或免疫空白点易造成城镇易感人群累积，导致局部麻疹暴发流行。

军队由于人员生活、训练环境相对封闭，一旦出现单个病例，如不采取积极防控措施，极易形成集中发病情况，甚至出现暴发流行。麻疹的流行主要取决于气候、人口密度和医疗卫生条件等因素。

（四）麻疹的危害

麻疹危害严重，常见并发症包括中耳炎、喉气管支气管炎、肺炎，罕见并发症有腹泻和脑炎等。麻疹一旦暴发流行，会直接影响部队正常的战备、训练秩序，造成部队战斗力下降，影响军事任务的完成。

二、临床表现、诊断及治疗

(一) 临床表现

1. 典型麻疹

典型麻疹多发生在 6 个月至 5 岁的未接种过麻疹疫苗的婴幼儿中。潜伏期平均约 10 天（6~18 天），曾接受主动免疫或被动免疫者可延长至 3~4 周。麻疹的临床表现一般分为三个阶段。

（1）前驱期：也称发疹前期，一般为 2~4 天。主要表现为中度以上发热，眼结膜充血、怕光、流泪，以及流涕、打喷嚏等上呼吸道卡他症状，并伴全身不适。2~3 天后第一臼齿对面两侧颊黏膜上，出现针尖大小、蓝白色或紫色小点，周围红晕，此即"科普利克斑"。初起斑仅数个，很快增多，且可融合，扩散至整个颊黏膜，以及唇内、牙龈等处，一般维持 2~3 天，在发疹后的第 2 天消退。

（2）出疹期：多在发热后 3~4 天出现皮疹，由耳后、发际渐及耳前、面颊、前额、躯干及四肢，最后达手足心，2~5 天布及全身。皮疹初为淡红色斑丘疹，直径 2~5 毫米，稀疏分明，疹间皮肤正常。此时全身中毒症状加重，体温可升高至 40 ℃，全身淋巴结肿大、肝脾肿大、肺部可有啰音；嗜睡或烦躁不安；咳嗽加重，结膜红肿、畏光。查体：浅表淋巴结肿大、肝及脾大。肺部常闻及干、湿性啰音。

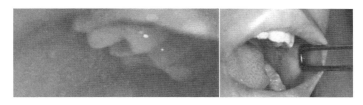

麻疹颊黏膜科普利克斑

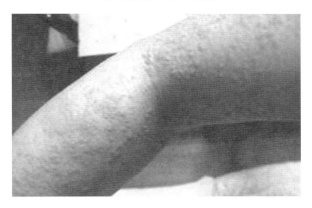

麻疹典型皮疹

（3）恢复期：出疹后 3~5 天，发热开始消退，全身症状减轻，皮疹按出疹的先后顺序消退，留褐色色素斑，1~2 周消失，留有碎屑样脱皮。

2. 非典型麻疹

（1）轻型麻疹：潜伏期 3~4 周，发病缓、体温低、皮疹少、咳嗽轻、疹色淡、并发症少。

（2）重型麻疹：多见于全身情况差、免疫力低下或继发严重感染者，可分为中毒性麻疹、休克性麻疹、出血性麻疹、疱疹性麻疹等不同类型。

（3）成人麻疹：成人麻疹症状严重，易导致多脏器损害，同时病情不典型呈多样性，易误诊。成人麻疹还具有以下特点：多数报告患者存在胃肠道症状，以水样便腹泻为主要表现；呼吸道卡他症状和眼部症状重；"科普利克斑"明显且持续时间长；多伴有肝脏和心脏损伤。

3. 常见并发症

麻疹患者在病程各期可继发肺炎、喉炎、心肌炎、脑炎，也可并发口腔炎、中耳炎、乳突炎，大多为细菌继发感染。这些病症常由慢性腹泻、照顾不当、忌口等引起营养不良及各种维生素缺乏而导致。原有结核病灶可扩散恶化，引发粟粒性结核或结核性脑膜炎。患麻疹后也易发生百日咳、水痘等感染。

（二）**诊断**

根据麻疹疫情、接触史及疫苗接种史等，结合临床上的发热、卡他症状、眼结膜炎症、黏膜斑及典型皮疹，麻疹的诊断不难。必要时可选做实验室检查明确诊断。

（三）**治疗**

单纯麻疹治疗重点在护理、对症治疗及预防并发症。

1. 一般治疗

在出疹期间既要保证患者一定的营养（易消化而富有蛋白质和维生素的饮食），又要保持眼睛和口腔等的卫生，并应注意室内空气交换，但又不能让患者直接吹风。

2. 对症治疗

对高热者可酌情用小剂量退热药，应避免急骤退热致虚脱；咳嗽选用止咳剂；烦躁选用镇静剂。体弱者可早期应用丙种免疫球蛋白。

3. 中医中药治疗

透疹解表，葛根升麻汤加减，芫荽汤口服。出疹期用银翘散加减。

三、预防与控制

防治麻疹必须坚持"预防为主，防治结合"的原则，深入开展宣传教育，有针对性地制定本地区预防和控制本病的规划。

（一）个人预防措施

（1）学习、了解呼吸道传染病的预防措施和麻疹的相关知识，增强自我保护意识。

（2）积极锻炼身体，提高抗病能力。

（3）培养良好的个人卫生习惯。勤洗晒衣被，勤开窗通风换气。

（4）接种疫苗。接种后的随访观察发现，麻疹疫苗对接种者具有较好的保护率。目前，我国采用的是麻疹减毒活疫苗，接种麻疹疫苗后，人就会产生抗体，不感染麻疹。这种抗体一般维持 10~12 年，部分儿童 4~6 年抗体就全部消失。抗体消失后的人群又可重新感染麻疹。因此，接种一次麻疹疫苗可能无法获得终身免疫。

（二）群体防控要求

1. 宣传教育

积极开展健康教育，提高官兵的卫生知识水平，了解麻疹的传播途径，向全体人员普及预防措施，提高自我防护能力。

2. 管理传染源

隔离病人至出疹后 5 天，有并发症者延长至 10 天。接触者检疫 3 周，曾接受被动免疫者检疫 4 周。

3. 切断传播途径

病房通风，易感者在流行期尽量少外出，避免去人群密集的场所。

4. 增强人群免疫力

入伍官兵应普种麻疹疫苗。流行期可用板蓝根、金银花等清热解毒中药煎汤代茶饮。

5. 贯彻部队日常卫生管理制度

（1）有计划地建立和完善公共卫生设施，加强环境卫生管理。

（2）经常对人员聚集的密闭空间如会堂、食堂等进行通风换气，必要时应进行空气消毒。

四、知识问答

1. 麻疹的特征性症状是什么？

在第一臼齿对面两侧颊黏膜上，出现针尖大小、蓝白色或紫色小点，周围红晕，即科普利克斑。

2. 麻疹流行期间采取哪些综合性预防措施？

本着"早发现、早报告、早诊断、早隔离、早治疗"
的原则，早期发现病人，控制传染源即对病人进行隔离治
疗，对密切接触者应进行医学观察。切断传播途径，积极
开展群众性的爱国卫生运动，保持营区卫生整洁。结合各
地具体情况，进一步落实其他有关措施，如卫生检疫、控
制人员流动等，以逐步消除本病在当地赖以发生和流行的
种种因素。

3. 为什么普遍接种麻疹疫苗后还会发生暴发流行？

麻疹感染发病后就能获得终身免疫，但是人工接种麻
疹疫苗免疫不同于麻疹自然感染，不能百分之百获得终身
免疫，有 2%~5% 的人接种疫苗后抗体会衰退消失以致失
去免疫力而被感染。所以，如果麻疹疫苗漏种率达到
10%~15%，3~5 年就会出现流行反弹；对于接种率达到
95% 甚至 100% 的地区，10 年或 15 年也会反弹一次。因此，
必须在 1~14 岁儿童初始强化免疫的基础上，每隔 4 年进行
周期性强化免疫以达到免疫全覆盖的目的。对流行反弹地
区和特殊人群如入伍新兵，还可以采取局部强化免疫的方
法以提高人群免疫力。

第八章

水痘

——带状疱疹的"双胞胎兄弟"

　　清朝乾隆五十五年（1790 年），有"神童"之称的戴敦元参加皇上主持的殿试前突然发作"水痘"，这在当时不是小事，考试主管部门既担心会传染其他考生，更怕影响到皇上龙体，遂暂时取消了戴敦元的考试资格。由于戴敦元乡试、会试成绩优异，病愈后补试被录取为进士。这则故事告诉我们，早在清朝，古人就认识到水痘是一种传染性极强的疾病。而在西方，1888 年，某医生临床观察水痘和带状疱疹之间的联系，发现易感儿童在接触带状疱疹病人后也发生了水痘。近代医学已证明水痘和带状疱疹是由同一种病毒引起的两种疾病。

一、简介

　　水痘是由水痘-带状疱疹病毒引起的一种急性传染病，

多发生于儿童,临床特征为发热和分批出现的皮疹。主要通过直接接触和空气飞沫传播,传染性极强,常在幼儿园、小学等引起集体暴发。由于水痘减毒活疫苗的规律接种,现在儿童群体发病已经较少见,而成人水痘发生率呈现上升趋势,部队新兵营中也屡次报道出现水痘集中发病的疫情。

(一) 病原特点

水痘-带状疱疹病毒是引起水痘和带状疱疹的一种疱疹病毒,在儿童初次感染时引起水痘,病愈恢复后病毒潜伏在感觉神经节中,少数病人在成年后由于身体抵抗力下降(如劳累、患有慢性病或老年人、免疫缺陷者),潜伏的病毒可再次激活引起带状疱疹,表现为沿身体单侧感觉神经相应皮肤节段出现成簇的疱疹,常伴局部神经痛,故该病毒被称为水痘-带状疱疹病毒。该病毒只有一个血清型,在体外抵抗力弱,不耐酸,不耐热,对乙醚敏感,在痂皮中不能存活,但在疱液中-65 ℃可长期存活。人是该病毒的唯一自然宿主。

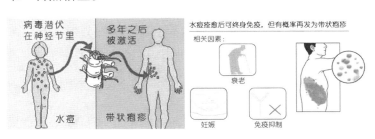

水痘与带状疱疹

（二）流行概况

水痘呈全球分布，全年均可发生，每年的 4—6 月和 11 月—次年 1 月为发病高峰。我国 2005—2015 年水痘发病情况统计报告显示，水痘的年均发病率为 23.04/10 万，呈逐年上升的趋势。0—4 岁、5—9 岁、10—14 岁、15 岁以上人群的发病率分别为 85.25/10 万、153.78/10 万、71.01/10 万、4.53/10 万。

（三）流行病学

1. 传染源

水痘患者为最主要的传染源。病毒存在于病变皮肤黏膜组织、疱液、血液和呼吸道分泌物中，患者从出疹前 48 小时至疱疹完全结痂均有传染性。此外，易感者接触带状疱疹患者也可发生水痘，但其传染源作用没有水痘病人重要。

2. 传播途径

水痘传染性极强，易感者接触患者后 90% 发病，俗称"见面传"，主要通过空气飞沫传播或直接接触水痘疱疹液或间接接触被污染的衣服、用具等传播。处于潜伏期的供血者可通过输血将病毒传播给易感者。孕妇分娩前 6 天患水痘可将病毒传染给胎儿，胎儿在出生后 10～13 天内发病。

3. 易感人群

未得过水痘或未接种过水痘疫苗的儿童和成人都是易感人群，以儿童为主，20 岁以后发病者占比<2%。病后可

获得持久的免疫力，一般不再发生水痘。

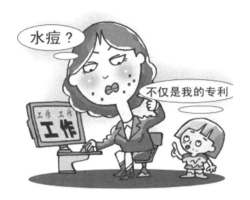

水痘的易感人群

二、临床表现、诊断及治疗

（一）临床表现

1. 潜伏期

水痘潜伏期为 12~21 天，平均 14 天，也就是说接触水痘患者后，通常 2 周左右才会发病。

2. 前驱期

前驱期可无症状或仅有轻中度发热、头痛、全身不适、乏力、食欲减退、咽痛、咳嗽等类似于感冒的症状，持续 1~2 天后迅速进入出疹期。

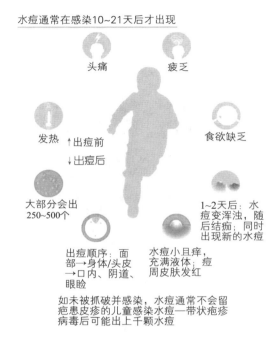

水痘通常在感染10~21天后才出现

头痛　　　疲乏

发热　↑出痘前
　　　↓出痘后

食欲缺乏

大部分会出
250~500个

1~2天后：水
痘变浑浊，随
后结痂；同时
出现新的水痘

出痘顺序：面
部→身体/头皮
→口内、阴道、
眼睑

水痘小且痒，
充满液体；痘
周皮肤发红

如未被抓破并感染，水痘通常不会留
疤患皮疹的儿童感染水痘—带状疱疹
病毒后可能出上千颗水痘

水痘的主要症状

3. 出疹期

出疹期表现为分批出现皮疹，起初表现为红色斑疹，数小时后变成红色丘疹，再经数小时发展为疱疹，有明显瘙痒感。皮疹位置表浅，呈椭圆形，直径3~5毫米，周围有红晕。水疱液透明，数小时后变浑浊，若继发感染可形成脓疱。1~2天后疱疹开始结痂，一般不留疤痕。由于皮疹分批次出现，故同一部位可见斑疹、丘疹、疱疹和结痂同时存在，称为"多形性发疹"。水痘皮疹数目可为数个至数百个不等，数目越多，全身症状越重。皮疹呈向心性分布，躯干部最多，其次为头面部，四肢远端较少，手掌、足底更少。

4. 重症水痘

重症水痘儿童患者全身症状和皮疹均较轻，部分成人和婴幼儿病情较重，病程可长达数周。免疫功能低下者易形成播散性水痘，可出现高热，全身中毒症状重，皮疹多而密集，易融合形成大疱或血疱，还可并发水痘肺炎、水痘脑炎、水痘肝炎、间质性心肌炎和肾炎等，甚至引起死亡。

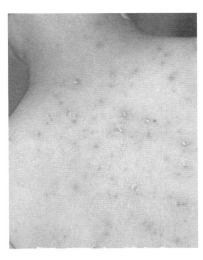

水痘皮疹

（二）诊断

1. 临床诊断

冬春季节发病，既往未患过水痘或接种过水痘疫苗，近2~3周内接触过水痘或带状疱疹患者，并有水痘典型临床表现者即可诊断。

2. 病原诊断

对临床诊断困难者，可通过疱疹组织刮片检查到多核巨细胞、双份血清抗体效价4倍升高或聚合酶链式反应检测到病毒 DNA 等方法来协助诊断。

（三）治疗

水痘通常为自限性疾病，10 天左右自愈，临床上以加强护理和对症支持为主，以防止重症水痘发生。

1. 一般治疗与对症治疗

水痘急性期应卧床休息，注意补充水分和营养。儿童如果发热，建议物理降温，不建议使用阿司匹林，防止发生瑞氏综合征。使用温水洗澡，保持皮肤清洁，避免因抓破水疱而继发细菌感染。对皮肤瘙痒者可用 5% 碳酸氢钠溶液或炉甘石洗剂局部涂擦，瘙痒严重者可口服异丙嗪。疱疹破裂者可在患处涂 1% 龙胆紫或新霉素软膏，以预防继发感染。若皮肤出现继发感染或合并肺炎、败血症，可在局部或全身应用抗生素治疗。

2. 抗病毒治疗

对病情严重或有并发症的水痘患者，应及早应用抗病毒药物进行治疗，首选阿昔洛韦 5～10 mg/kg 静脉滴注，每 8 小时一次，疗程 7～10 天；或者用单磷酸阿糖腺苷 5～10 mg/kg 静脉滴注或肌肉注射，疗程 7～10 天。

三、预防与控制

1. 隔离传染源

水痘患者一经确诊必须第一时间实行隔离，一般隔离治疗至疱疹全部结痂或出疹后 7 天方可解除隔离。隔离期间由专人送饭，患者不能去公共浴室等任何公共场所。

2. 切断传播途径

经常开窗通风换气，保持室内空气流通，不具备通风条件时，可采用紫外灯照射 30~60 分钟对房间进行消毒。在水痘高发季节避免去人员密集的公共场所，集体单位发生水痘疫情时，应停止大型集会，学校可适当停课。对患者使用的衣服、用具和门把手等，可用 84 消毒液等含氯消毒剂进行擦拭、浸泡或喷洒消毒，作用 30 分钟后再用清水擦拭干净。

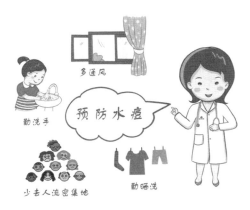

预防水痘的措施

3. 保护易感人群

（1）主动免疫：接种水痘疫苗是预防水痘最经济、有效的手段。推荐首剂次接种年龄为 12~18 月龄，第二剂建议 4~6 岁时接种。接种 2 剂次疫苗的人群，保护率可达 95%以上，保护力可持续 10 年。

（2）被动免疫：免疫力低下的人群或孕妇等可在接触水痘患者 72 小时内肌肉注射免疫球蛋白来进行预防。

（3）应急接种：在学校或部队已经发生水痘聚集性疫情时，可对密切接触人群进行水痘疫苗的应急接种，应在暴露 3~5 天内尽快进行接种，这样做可降低水痘续发率，并减少水痘暴发持续的时间。

四、知识问答

1. 是否只有儿童才会得水痘？

不是。水痘好发于 10 岁以下儿童，但成人也可以得水痘，而且成人水痘的全身症状和皮疹都较儿童严重，可出现高热，皮疹多而密集，须及时进行治疗。

2. 水痘疫苗属于儿童必须接种的疫苗吗？

不是。水痘疫苗属于二类疫苗，目前尚未纳入国家免疫规划，不是儿童免费接种的疫苗。但水痘传染性强，易引起暴发流行，故建议在经济能力允许的情况下自费接种水痘疫苗。

3. 以前没得过水痘，也没接种过水痘疫苗，接触过水痘患者后打疫苗还来得及吗？

来得及。应在接触过水痘患者后 2~3 天内尽快接种水痘疫苗。不宜接种疫苗者，可肌肉注射水痘免疫球蛋白进行预防。

第九章

流行性腮腺炎

——可影响全身器官的"大嘴巴"

流行性腮腺炎俗称"痄腮",以耳下部肿大为首发症状,腮腺肿大疼痛为最具特征性的症状,可并发脑膜炎、睾丸炎、胰腺炎、乳腺炎、卵巢炎等。该病起病较急,具有较强的传染性,好发于儿童和青少年。近年来我国流行性腮腺炎发病率有升高的趋势,并发症增多,已引起社会和卫生部门的高度重视。

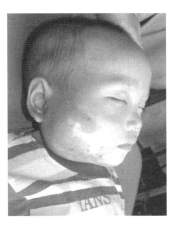

流行性腮腺炎的临床特征

一、简介

流行性腮腺炎是由腮腺炎病毒感染引起的急性呼吸道传染病，传染性强、传播速度快、控制难度大，季节性集中发病趋势明显。

（一）病原特点

腮腺炎病毒耐寒，在-70~-50 ℃条件下可存活 1 年以上，4 ℃时病毒活力可保持 2 个月，37 ℃时活力可保持 24 小时，55~60 ℃加热 10~20 分钟病毒失去活力。对紫外线及一般消毒剂敏感。强紫外线下仅存活半分钟，甲醛溶液、30%甲酚皂溶液（来苏尔）、75%酒精等接触 2~5 分钟灭活。

（二）流行概况

流行性腮腺炎自 2004 年被纳入传染病常规监测系统后，发病率呈逐年攀升趋势。学校、部队人员密集，以青少年为主，集体生活的环境为该病的传播提供了便利条件，容易引起暴发性流行。在许多国家，流行性腮腺炎是病毒性脑炎的主要原因。

（三）流行病学

1. 传染源

该病传染源主要是早期病人和隐性感染者。病毒存在于患者唾液中的时间较长，腮肿前 6 天至腮肿后 9 天均可自病人唾液中分离出病毒，因此患者在这两周内有高度传染性。而在腮腺肿大前 1 天和腮腺肿大后 3 天内传染性最强。感染腮腺炎病毒后，无腮腺炎表现而有其他器官如脑或睾丸等症状者，在唾液及尿中也可检出病毒。

2. 传播途径

该病毒主要通过空气飞沫、直接接触（唾液及污染的玩具、食具、衣服等）途径传播。孕妇感染本病可通过胎盘传染胎儿。

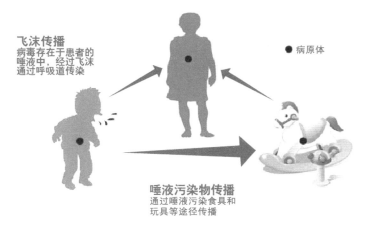

飞沫传播
病毒存在于患者的唾液中，经过飞沫通过呼吸道传染

● 病原体

唾液污染物传播
通过唾液污染食具和玩具等途径传播

流行性腮腺炎的传播途径

3. 易感人群

人群普遍易感，易感性随年龄的增加而下降。90% 病例发生于 1~15 岁，尤其是 5~9 岁的儿童。成人中 80% 曾显性或隐性感染过。病后可有持久免疫力。

4. 流行特征

本病呈全球分布，全年均可发病，但以冬、春两季为主（2—4 月最多见）。发病以儿童和青少年为主，成年人亦可感染，可呈流行性或散发性发生。流行持续时间可在 2~7 个月之间波动。在未行疫苗接种地区，有每 7~8 年周期性流行的倾向。

（四）流行性腮腺炎的危害

侵入口腔黏膜和鼻黏膜的腮腺炎病毒通过血流侵犯腮腺及其他一些组织脏器，引起腮腺肿胀疼痛，严重的可引起脑膜炎、心肌炎、睾丸炎等并发症，给患者造成生理和心理上的严重伤害和负担。部队流行性腮腺炎暴发会极大地威胁官兵的健康及生命，造成大量非战斗性减员。

二、临床表现、诊断及治疗

（一）临床表现

潜伏期为 8~30 天，平均为 18 天。发病表现为低热、头痛、肌痛等。腮腺肿大是该病的主要表现，常一侧先肿大，2~3 天后对侧腮腺亦出现肿大。有时肿胀仅为单侧。腮腺肿大的特点是以耳垂为中心，向前、后、下扩大，呈梨形，边缘不清，触之有弹性，有疼痛感及触痛，表面皮肤不红，可有热感，张口、咀嚼特别是吃酸性食物时疼痛加重。肿痛在 3~5 天达到高峰，一周左右消退。

流行性腮腺炎实际上是全身性感染，病毒经常累及中枢神经系统或其他腺体和器官而产生相应的症状，甚至某些并发症可不伴有腮腺肿大而单独出现。

（二）诊断

根据流行性腮腺炎的流行情况和接触史，以及腮腺肿大的特征，可及时做出诊断，对疑似和临床诊断病例可采集唾液、血液或尿液等体液进行血清学和病毒核酸检测予以确诊。

（三）治疗

本病为自限性疾病，尚无特效治疗药物，抗菌药物治疗无效。

1. 一般治疗与对症治疗

隔离患者，卧床休息直至腮腺肿胀完全消退；保持口腔卫生，饮食以流质或软食为宜，避免给予酸性及刺激性食物。发热、疼痛患者必要时可口服去痛片、阿司匹林等解热镇痛药。

2. 中草药治疗

对一般病例可用板蓝根煎剂口服，每日 1 剂；也可将紫金锭或如意金黄散用醋调后外敷。

3. 抗病毒治疗

早期应用利巴韦林静脉滴注，成人 0.75~1 g/d，少儿 15 mg/kg；或干扰素 100 万~300 万单位，疗程 5~7 天。有效的抗病毒治疗可以缩短病程，减少并发症。

4. 并发症治疗

并发睾丸炎可用丁字带将阴囊托起，间歇冷敷可减少疼痛。并发脑膜炎引发的剧烈头痛、呕吐，除用镇痛剂外，还需要用脱水剂降低颅内压，并短期应用糖皮质激素治疗。

并发胰腺炎者应禁食、补充能量，注意水、电解质平衡。

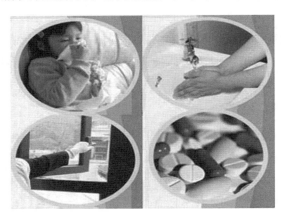

流行性腮腺炎的预防措施

三、预防与控制

（一）个人预防措施

（1）学习和了解流行性腮腺炎的相关知识和预防措施，增强自我保护意识。

（2）养成良好的个人卫生习惯。勤洗手，不互用食具、饮具等，尽量不在外就餐等。尤其要保持口腔卫生，饭后用盐水漱口。合理使用口罩，避免与患者直接接触。

（3）平时多安排室外活动，增强体质。

（4）教室、宿舍多通风换气。

（5）接种流行性腮腺炎减毒活疫苗，从根本上控制流行性腮腺炎的发病和流行。

（二）群体防控要求

1. 加强宣传教育

积极组织官兵收集有关流行性腮腺炎的信息资料，通过广播、报刊、宣传单、卫生课等多种方式，广泛开展普及宣传和卫生防病教育工作，增强官兵的预防意识。

2. 加强疫情的监测报告

卫生人员应认真负责可疑患者的筛查，及时报告。一旦确诊，立即进行流行病学调查，掌握疫情动态，制定防治对策，开展防治工作。

3. 及早隔离患者使之卧床休息，直至肿胀完全消退

注意口腔清洁，饮食以流质或软食为宜，避免酸性食物，保证液体摄入量。对被患者污染的饮具、食具进行煮沸消毒。密切接触者应留验3周，对可疑患者应立即暂时隔离。

4. 贯彻部队日常卫生管理制度

（1）加强宿舍卫生管理，保持室内空气清新。

（2）加强食品卫生管理，食堂工作人员应戴口罩，保证食品不被污染。

（3）注意个人卫生。勤洗手，不随地吐痰。对被患者污染的饮具、食具进行煮沸消毒。

（4）积极开展灭蝇、灭蟑螂活动。

四、知识问答

1. 如何治疗流行性腮腺炎？

一般护理：隔离患者使之卧床休息直至腮腺肿胀完全消退。注意口腔清洁，饮食以流质或软食为宜，避免酸性食物，保证液体摄入量，饭后用盐水漱口。

对症治疗：宜散风解表，清热解毒。必要时内服去痛片、阿司匹林等解热镇痛药。重症患者并发脑膜脑炎、严重睾丸炎、心肌炎时，可短期使用肾上腺皮质激素。脑膜脑炎治疗：可按乙型脑炎疗法处理。高热、头痛、呕吐时给予适量利尿剂脱水。睾丸炎治疗：成人患者在本病早期应用己烯雌酚，每次 1 mg，每日 3 次，有减轻肿痛之效。胰腺炎治疗：并发胰腺炎者应禁食、补充能量，注意水电解质平衡，早期应用皮质激素。

2. 如何预防流行性腮腺炎？

建立健全的检疫和因病缺勤原因追查制度，给予得当的健康指导，做到"早发现、早报告、早干预"。对于早期发现的病人和带菌者，做好隔离，直至症状完全消失，控制传染源；对被患者污染的饮具、食具进行煮沸消毒，合理使用口罩，做好个人卫生防护，切断传播途径；教室、宿舍多通风换气，多安排室外活动。有计划地开展腮腺炎疫苗接种或补种工作，提高腮腺炎疫苗的免疫覆盖率和接种率，以有效控制流行性腮腺炎的流行和蔓延。

附　录

附录 1　常见传染病的消毒方法

　　消毒是指杀灭或消除各种传播媒介上的病原微生物，是切断传播途径的一项重要措施，是自然灾害时防控疾病和防治突发传染病的重要办法，也是战时消除敌人生物战剂袭击的关键手段。

一、消毒的种类

　　1. 疫源地消毒

　　疫源地消毒是指在有传染源（患者或带菌）的情况下所进行的消毒，传染病医院对患者分泌物、排泄物、污染物品和病室等进行的消毒都属于这一类消毒。

　　依实施消毒的时间不同，疫源地消毒又可分为随时消毒和终末消毒。

2. 预防性消毒

预防性消毒是指未发生传染病的情况下，对有可能被病原微生物污染的物品、场所和人体等进行的消毒，如食具消毒、饮用水消毒、污水及垃圾的无害化处理，以及饭前便后洗手等。

二、常用消毒方法

（一）物理消毒法

物理消毒法是指用物理因素杀灭或消除病原微生物及其他有害微生物，常用的方法有热力消毒（包括煮沸、压力蒸汽和干热空气等）和辐射灭菌（紫外线和电离辐射）等。

1. 煮沸消毒

煮沸消毒杀灭细菌繁殖体和病毒效果好，对芽孢作用较差。通常要求煮沸15~30分钟。适用于不易煮坏的物品，如布料衣服、床单、食具及玻璃制品等。

在煮沸消毒时应注意以下几点：

① 消毒时间应从水沸后算起。

② 保持连续煮沸。

③ 被消毒的物品应全部浸入水中。

④ 不透水的物品如盘、碗等应垂直放置，以利于水的对流。

⑤ 物品不应放置过多，一般不超过容量的3/4。

⑥ 如果有大量吸水物品，如棉织品，在煮沸时应略加搅拌。

⑦ 被消毒物品上如有排泄物和血液污染时，应先行冲洗再行煮沸。

2. 高压蒸汽消毒

目前使用的高压蒸汽灭菌器分为下排气式和预真空式。高压蒸汽消毒是应用广泛而又效果可靠的消毒方法，对细菌繁殖体或芽孢、病毒和真菌均有灭活效果。高压蒸汽消毒的穿透力极强，适用于各种棉织品或其他不被高压蒸汽损坏的物品。通常要求压力为 1.0 kg/cm^2、温度为 121 ℃时，维持 20～30 分钟；或压力为 1.5 kg/cm^2、温度为 126 ℃时，维持 15～20 分钟。如果消毒物品过多，包装体积过大，也可适当延长灭菌时间。

高压蒸汽消毒的影响因素较多，使用中应注意：

① 一定要把高压锅内的空气排出，否则达不到所需要的温度，影响消毒效果，要保证有充分的排气时间。

② 被消毒的物品，体积一般不超过 50 cm ×30 cm× 30 cm或重量不超过 15 kg。

③ 消毒物品上有脓、血、粪便等污染物时，应先洗净，否则会留下痕迹。

3. 干热空气消毒（烘烤）

干热空气消毒适用于在高温下不损坏、不变质、不蒸发的物品，如玻璃、金属、陶瓷制品等的灭菌。要求温度与时间为 120 ℃、480 分钟，或 140 ℃、150 分钟，或

160 ℃、60 分钟，或 180 ℃、20 分钟。

4. 紫外线消毒

紫外线以 240~280 nm 的波长杀灭作用最强。紫外线对一般细菌、病毒都有杀灭作用，当照射强度大时也可杀灭芽孢，但结核杆菌对紫外线有很强的抵抗力。紫外线消毒具有在长时间内维持恒定的杀菌作用强度、不损坏被消毒物品等优点。但是，紫外线的穿透力很低，并且易被有机物和尘埃吸收。因此，紫外线消毒作用表浅，多用于空气和物体表面的消毒处理。

紫外线消毒的影响因素较多，在消毒时应注意以下几点：

① 用于室内空气消毒时，每 6~15 m^3 空间可用一盏 15 W 紫外线灯；直接照射时，每 9 m^2 需一盏 30 W 紫外线灯；物品在灭菌罩内时，以底面积计算，强度不应低于 40 $\mu W/cm^2$；紫外线灯有定向照射的灯管反射罩时，被照射物体距灯管不宜超过 1 m，照射剂量不应低于 90 000 $\mu W/cm^2$。

② 使用前应经常（一般每 2 周一次）用酒精棉球擦拭灯管，以防灯管表面上的尘埃阻挡紫外线的穿透，影响消毒效果。

③ 紫外线肉眼是看不见的，灯管放射出蓝紫色光线并不代表紫外线强度，应定期用紫外线照度计测定其输出强度。

④ 消毒时，房间应保持清洁、干燥，室温不低于

20 ℃，相对湿度一般不超过 50%。

⑤ 只有紫外线灯直接照射物品表面才能达到消毒目的，因此要定时翻动被消毒物品，使物品各个表面都能照到一定剂量的紫外线。

（二）化学消毒法

化学消毒法即应用化学制剂进行消毒，常采取水溶液浸泡、喷洒和擦拭，还可直接用粉剂喷洒和气体熏蒸。

理想的化学消毒剂应具备以下特点：

① 杀菌谱广，有效浓度低，使用浓度对人无害，无残留毒性。

② 作用速度快，性质稳定，易溶于水；可在低温下使用，不损坏被消毒物品。

③ 价廉，使用简便，便于运输，可大量供应。

但目前所用化学消毒剂均不能完全符合以上条件。目前使用的化学消毒剂有以下几种。

1. 含氯消毒剂

其杀菌作用原理主要是氯水解成为次氯酸（HClO），以杀灭微生物，目前应用较为广泛。含氯消毒剂主要包括含氯石灰（漂白粉）、三合二（三次氯酸钙合二氢氧化钙）洗消剂、二氯异氰尿酸钠（优氯净），还有次氯酸钠、三氯异氰尿酸钠、氯化磷酸三钠等，都适用于餐（茶）具、环境、水、疫源地等消毒。

2. 醛类消毒剂

醛类消毒剂是一种高效化学消毒剂，其气体和液体均有杀灭微生物的作用，主要包括甲醛、戊二醛等。

3. 烷基化气体消毒剂

烷基化气体消毒剂包括环氧乙烷、环氧丙烷、乙型丙内酯等。其通过非特异性烷基化作用杀灭各种微生物，特别是芽孢。浓度和温度对其杀菌效果有影响，一般浓度增加 1 倍，杀菌时间可减半；温度每升高 10 ℃，杀菌活性增加 1 倍以上。

4. 含碘消毒剂

碘制剂杀菌作用快速，性能稳定，毒性低，易于保存，是一种比较好的消毒剂。但因其价格较贵，目前一般多在医疗消毒中使用。常用的含碘消毒剂有碘酊或碘液、聚维酮碘。

5. 过氧化物消毒剂

常用的过氧化物消毒剂有过氧乙酸、过氧化氢和臭氧，均为高效消毒剂。过氧乙酸对各种病原微生物都有杀灭作用。其有强烈刺激性醋酸味，对黏膜有刺激性，可引起流泪，对组织有一定腐蚀性，不适于在室内有人时使用，消毒后应打开门窗通风；对金属和棉织品有一定腐蚀性，穿透力差，主要用于物体表面和空气消毒。

6. 季铵盐类消毒剂

季铵盐类消毒剂是阳离子表面活性剂，有苯扎溴铵、苯扎氯铵、百毒杀、新洁灵消毒精等，对细菌繁殖体有广谱杀灭作用，且作用快而强，毒性小，但不能杀灭结核杆菌、细菌芽孢和亲脂性病毒。季铵盐类消毒剂常用于皮肤黏膜和外环境表面的消毒。

7. 醇类消毒剂

用于消毒的醇类化合物有乙醇（酒精）、异丙醇等，可杀灭繁殖体型微生物，但不能杀灭芽孢。其消毒作用比较快，常用于皮肤消毒和物品表面消毒。

8. 胍类消毒剂

常用的胍类消毒剂有氯己定（洗必泰）和聚六亚甲基胍等。胍类消毒剂属低效消毒剂，具有速效杀菌、对皮肤黏膜无刺激性、对金属和织物无腐蚀性、受有机物影响轻微、稳定性好等特点，常用于外科洗手消毒、手术部位皮肤消毒、黏膜消毒等。

9. 酸性氧化电位水

酸性氧化电位水对各种微生物都有较强的杀灭作用。其具有杀菌速度快、安全可靠、不留残毒、有利于环保等特点，常用于手、皮肤黏膜的消毒，也可用于餐（饮）具、瓜果蔬菜、物品表面的消毒以及内镜的冲洗消毒。

三、消毒方法的选择

在选择消毒方法时，应考虑到病原微生物的种类及其对消毒方法的耐受性、处理对象的性质、消毒现场的特点及环境条件和卫生防疫工作要求等。非芽孢污染场所、污染物品的消毒处理方法与剂量见附表1。

附表 1　非芽孢污染场所、污染物品的消毒处理方法与剂量

消毒场所	消毒方法	用量	消毒时间
室外污染表面	500～1 000 mg/L 二溴海因喷洒	500 mL/m²	30 分钟
	1 000～2 000 mg/L 含氯消毒剂喷洒	500 mL/m²	60～120 分钟
	漂白粉喷洒	20～40 g/m²	2～4 小时
室内表面	250～500 mg/L 含氯消毒剂擦拭	适量	
	0.5%苯扎溴铵（新洁尔灭）擦拭	适量	
	0.5%过氧乙酸熏蒸	适量	60～90 分钟
	500～1 000 mg/L 二溴海因喷洒	100～500 mL/m²	30 分钟
	1 000～2 000 mg/L 含氯消毒剂喷洒	100～500 mL/m²	60～120 分钟
	2%过氧乙酸气溶胶喷雾	8 mL/m³	60 分钟
	0.2%～0.5%过氧乙酸喷洒	350 mL/m²	60 分钟
室内地面	0.1%过氧乙酸拖地	适量	
	0.2%～0.5%过氧乙酸喷洒	200～350 mL/m²	60 分钟
	1 000～2 000 mg/L 含氯消毒剂喷洒	100～500 mL/m²	60～120 分钟
室内空气	紫外线照射	1 W/m³	30～60 分钟

消毒场所	消毒方法	用量	消毒时间
室内空气	臭氧消毒	30 mg/m³	30 分钟
	0.5%过氧乙酸熏蒸	1 g/m³	120 分钟
餐、饮具	蒸煮	100 ℃	10~30 分钟
	臭氧水冲洗	≥12 mg/L	60~90 分钟
	含氯消毒剂浸泡	250~500 mg/L	15~30 分钟
	远红外线照射	120~150 ℃	15~20 分钟
被褥、书籍、电器、电话机	环氧乙烷简易熏蒸	1 500 mg/L	16 分钟~24 小时
	0.2%~0.5%过氧乙酸擦拭	适量	
服装、被单	煮沸	100 ℃	30 分钟
	250~500 mg/L 含氯消毒剂浸泡	淹没被消毒物品	30 分钟
	0.04%过氧乙酸浸泡	淹没被消毒物品	120 分钟
游泳池水	加入含氯消毒剂	余氯 0.5 mg/L	30 分钟
	加入二氧化氯	5 mg/L	5 分钟
污水	10%~20%漂白粉溶液搅匀	余氯 4~6 mg/L	30~120 分钟
	30 000~50 000 mg/L 含氯溶液搅匀		
粪便、分泌物	漂白粉干粉搅匀	1:5	2~6 小时
	30 000~50 000 mg/L 含氯消毒剂	2:1	2~6 小时

续表

消毒场所	消毒方法	用量	消毒时间
尿	漂白粉干粉搅匀	3%	2~6 小时
	10 000 mg/L 含氯消毒剂搅匀	1：10	2~6 小时
便器	0.5%过氧乙酸浸泡	浸没便器	30~60 分钟
	5 000 mg/L 含氯消毒剂溶液浸泡	浸没便器	30~60 分钟
手	2%碘酒、0.5%聚维酮碘（碘伏）、0.5%氯己定醇溶液擦拭	适量	1~2 分钟
	75%乙醇、0.1%苯扎溴铵（新洁尔灭）浸泡	适量	5 分钟
运输工具	2%过氧乙酸气溶胶喷雾	8 mL/m³	60 分钟

附录2 主要传染病的潜伏期、隔离期、检疫期

附表2 主要传染病的潜伏期、隔离期、检疫期

	潜伏期		隔离期	接触者检疫期
	常见	最短至最长		
病毒性疾病				
流行性感冒	1~2天	数小时至4天	症状消失或消退后2天	大流行时集体单位检疫4天
新型冠状病毒肺炎	3~7天	1~14天	体温恢复正常3天以上，肺部炎症明显吸收，呼吸道症状明显好转，连续2次核酸检测阴性	密切接触者医学观察14天
麻疹	10~12天	6~21天	发病日至出疹后5天，有并发症者应延长至疹后10天	医学观察3周，接受过被动免疫者延长至28天
风疹	10~21天	5~25天	出疹后5天	不需要检疫
水痘	14~21天	10~21天	疱疹全部脱痂或发病后不少于14天	医学观察21天，免疫力低者可注射丙种免疫球蛋白

续表

	潜伏期		隔离期	接触者检疫期
	常见	最短至最长		
流行性腮腺炎	14~21 天	8~30 天	腮腺肿胀完全消退,约 3 周	成人一般不隔离,托幼机构或部队密切接触者医学观察30 天
脊髓灰质炎	7~14 天	3~35 天	发病起隔离 40天,第 1 周为呼吸道、消化道隔离,之后为消化道隔离	密切接触者医学观察 20 天,观察期可用减毒活疫苗进行快速免疫
急性出血性结膜炎	2~3 天	14 小时~6 天	隔离至症状消失	不需要检疫
病毒性肝炎				
甲型	30 天	15~45 天	发病之日起 3 周	检疫 45 天。每周查 ALT 1次,接触后 1周内肌注丙种免疫球蛋白预防有效
乙型	60~90 天	28~180 天	急性期最好隔离至HBsAg 转阴,恢复期未转阴者按病原携带者处理,HBV复制标志阳性者不宜从事托幼、食品行业工作	密切接触急性肝炎者医学观察 45 天

	潜伏期		隔离期	接触者检疫期
	常见	最短至最长		
丙型	35~82 天	15~180 天	急性期隔离至转氨酶正常，食品、托幼行业人员病愈后需 HCV－RNA 转阴方能工作	同乙肝
丁型	—	—	同乙肝	同乙肝
戊型	40 天	15~75 天	自发病之日起3 周	密切接触者医学观察 60 天
流行性乙型脑炎	7~14 天	4~21 天	在有防蚊设备的房间隔离至体温正常	不需要检疫
森林脑炎	10~15 天	7~30 天	急性症状消失	不需要检疫
狂犬病	20~90 天	4 天至 10 余年	病程中隔离	不需要检疫，医学观察
肾综合征出血热	7~14 天	4~60 天	急性期症状消失	不需要检疫
登革热	5~8 天	3~19 天	隔离至起病后7 天	不需要检疫
病毒性肠炎	1~3 天	1~10 天	症状消失后	不需要检疫
幼儿急疹	10 天	3~15 天	不需要隔离	医学观察 1~2 周

续表

	潜伏期		隔离期	接触者检疫期
	常见	最短至最长		
艾滋病	15~60 天	9 天至 10 余年	隔离至 HIV 从血液中测不出	医学观察 2 年
传染性非典型肺炎（SARS）	3~6 天	1~20 天	严密隔离至达到出院标准	接触者隔离 3 周，流行期来自疫区者医学观察 2 周
拉沙热	7~10 天	1~24 天	至少 4 周，至血液、尿液检测病毒阴性 3 次以上	21 天
手足口病	4 天	2~5 天	隔离患儿 2 周至症状消失	7 天
细菌性疾病				
猩红热	2~5 天	2~12 天	症状消失后咽拭子培养连续 3 次阴性，或发病后 6 天	医学观察 7~12 天，接触儿童行咽拭子培养，可疑者隔离治疗
流行性脑脊髓膜炎	2~3 天	1~7 天	症状消失后 3 天，发病后不少于 7 天	医学观察 7 天，密切接触的儿童服用磺胺甲噁唑

	潜伏期		隔离期	接触者检疫期
	常见	最短至最长		
细菌性痢疾	1~3 天	数小时至 7 天	急性期症状消失后，连续 2 次大便培养阴性	医学观察 7 天，饮食行业人员观察期间行便培养 1 次，阴性可解除隔离
伤寒	8~14 天	3~60 天	症状消失后 5 天起 2 次大便培养阴性（须间隔 5 天）或症状消失 15 天	医学观察 24 天，饮食行业人员同菌痢
副伤寒甲、乙	6~10 天	2~15 天	同伤寒	医学观察 15 天
副伤寒丙	1~3 天	1~15 天	同伤寒	医学观察 15 天
耶尔森菌肠炎	4~10 天	数小时至 10 天	症状消失后	不需要检疫
霍乱	1~3 天	数小时至 6 天	腹泻停止后 2 天，隔日培养大便 1 次，连续 3 次阴性或症状消失后 14 天	密切接触者留验 5 天，便培养连续 3 次阴性可解除隔离，阳性者按患者隔离
副霍乱	同霍乱	同霍乱	同霍乱	同霍乱

续表

	潜伏期		隔离期	接触者检疫期
	常见	最短至最长		
沙门菌食物中毒	4~24 小时	数小时至 3 天	症状消失后连续 2~3 次便培养阴性解除隔离	同时进餐者医学观察 1~2 天
葡萄球菌感染	2.5~3 小时	1.5~6 小时	症状消失	不需要检疫
肉毒杆菌感染	12~36 小时	2 小时~10 天	症状消失	不需要检疫
副溶血弧菌感染	15 小时	2 小时~4 天	症状消失	不需要检疫
白喉	2~4 天	1~7 天	隔离至症状消失后咽拭子培养 2 次（间隔 2 天，第一次不早于病后 14 天）阴性或症状消失后 14 天	医学观察 7 天
百日咳	7~10 天	2~23 天	隔离至痉咳后 30 天或发病后 40 天	医学观察 21 天，可用红霉素预防
新生儿破伤风	4~7 天	1 天至数月	不需要隔离	不需要检疫
布氏菌病	14~21 天	7 天至 1 年以上	急性期症状消失	不需要检疫

续表

	潜伏期		隔离期	接触者检疫期
	常见	最短至最长		
炭疽	1~3 天	12 小时 ~ 12 天	溃疡愈合、症状消失,连续检菌 3 次阴性	密切接触者医学观察 8 天
鼠疫				
腺鼠疫	2~5 天	1~8 天	淋巴结肿大完全消退	密切接触者检疫 9 天,接受过预防注射者 12 天
肺鼠疫	1~3 天	数小时至 3 天	症状消失后痰培养连续 6 次阴性	
淋病	2~5 天	1~14 天	患病期间避免性生活	对性伴侣检查,阳性者进行治疗
立克次体感染				
流行性斑疹伤寒	10~14 天	5~23 天	彻底灭虱,隔离至体温正常后 12 天	密切接触者彻底灭虱,医学观察 15 天
恙虫病	10~14 天	4~20 天	不需要隔离	不需要检疫
螺旋体感染				
梅毒	14~28 天	10~90 天	不需要隔离	对性伴侣定期检查
钩端螺旋体病	10 天	2~28 天	隔离至治愈	密切接触者不检疫,疫水接触者医学观察 14 天,可注射青霉素预防

续表

	潜伏期		隔离期	接触者检疫期
	常见	最短至最长		
回归热	7~8 天	2~14 天	彻底灭虱,隔离至体温正常后 15 天	彻底灭虱,医学观察 14 天

原虫感染

疟疾				
恶性疟	7~12 天	6~27 天	病室应防蚊,病愈后原虫检查阴性解除隔离	不需要检疫
三日疟	21~30 天	8~45 天		
间日疟	12~14 天	2 天~1 年		
卵形疟	13~15 天	—		
阿米巴痢疾	7~14 天	4 天~1 年	症状消失后,大便连续 3 次检查溶组织阿米巴滋养体及包囊阴性者可解除隔离	接触者一般不隔离,但餐饮工作者大便中发现溶组织阿米巴滋养体或包囊应调离工作岗位

丝虫病

班氏丝虫	1 年	—	不需要隔离,但病室应防蚊	不需要检疫
马来丝虫	3 月	—	不需要隔离	不需要检疫

附录 3　如何正确洗手？

　　我们的双手在日常生活中发挥着无法替代的作用，也是人体中接触细菌机会最多的部位。一双未洗过的手上最多可有 80 万个细菌，而指甲里面藏有的细菌数量可能会达到上亿个。很多常见的传染病是通过我们的手来传播的，比如，经消化道传播的痢疾、霍乱、伤寒、手足口病等，还有经呼吸道传播的流感、腺病毒等，经接触传播的红眼病，等等。而使用肥皂洗手可以大大降低患病的概率，那么我们应该怎样正确地洗手呢？

一、七步洗手法

　　第一步（内）：洗手掌　流水湿润双手，涂抹洗手液（或肥皂），掌心相对，手指并拢相互揉搓。

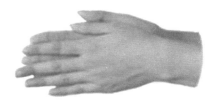

　　第二步（外）：洗背侧指缝　手心对手背沿指缝相互揉搓，双手交换进行。

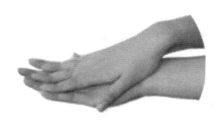

第三步（夹）：洗掌侧指缝　掌心相对，双手交叉沿指缝相互揉搓。

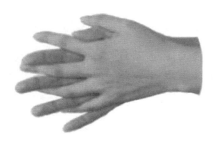

第四步（弓）：洗指背　弯曲各手指关节，半握拳把指背放在另一手掌心旋转揉搓，双手交换进行。

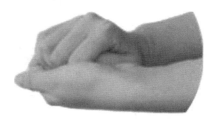

第五步（大）：洗拇指　一手握另一手大拇指旋转揉搓，双手交换进行。

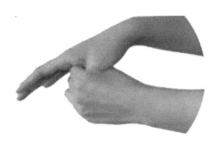

第六步（立）：洗指尖　弯曲各手指关节，把指尖合拢在另一手掌心旋转揉搓，双手交换进行。

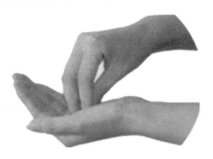

第七步（腕）：洗手腕　揉搓手腕、手臂，双手交换进行。

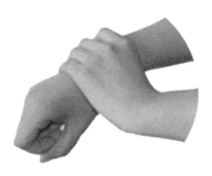

注意！要彻底清洗戴手表和其他装饰品的部位（有条件的也应清洗手表等饰品），应先摘下手上的饰物再彻底清洁，因为手上戴了手表等，会使局部形成一个藏污纳垢的"特区"，稍不注意就会使细菌"漏网"。

二、这些时间点尤其需要洗手

- 吃饭和做饭前
- 上完厕所后
- 打扫房间后
- 接触动物后，包括家庭宠物
- 探望和照看病人后
- 擤鼻涕、咳嗽和打喷嚏后
- 外出回家后

参 考 文 献

［1］国务院应对新型冠状病毒肺炎疫情联防联控机制综合组.新型冠状病毒肺炎防控方案（第九版）［EB/OL］.（2022－06－27）［2022－08－25］.http：//www.gov.cn/xinwen/2022－06/28/5698168/files/9585944023424f45a4b4d522b5f5c034.pdf.

［2］国家卫生健康委员会办公厅,国家中医药管理局办公室.新型冠状病毒肺炎诊疗方案（试行第九版）［EB/OL］.（2022－03－15）［2022－08－25］.http：//www.gov.cn/zhengce/zhengceku/2022 － 03/15/5679257/files/49854a49c7004f4ea9e622f3f2c568d8.pdf.

［3］汪春晖,张锦海,叶福强.传染病诊疗与社区防控指南［M］.苏州：苏州大学出版社,2020.

［4］国务院应对新型冠状病毒肺炎疫情联防联控机制综合组.新冠病毒抗原检测应用方案（试行）［EB/OL］.（2022－03－11）［2022－08－25］.http：//www.gov.cn/xinwen/2022－03/11/content_5678610.htm.